JN225054

"真の課題"を抽出し解決する 課題を見つけるチャート付き

意思決定支援のプロセス

岩本ゆり

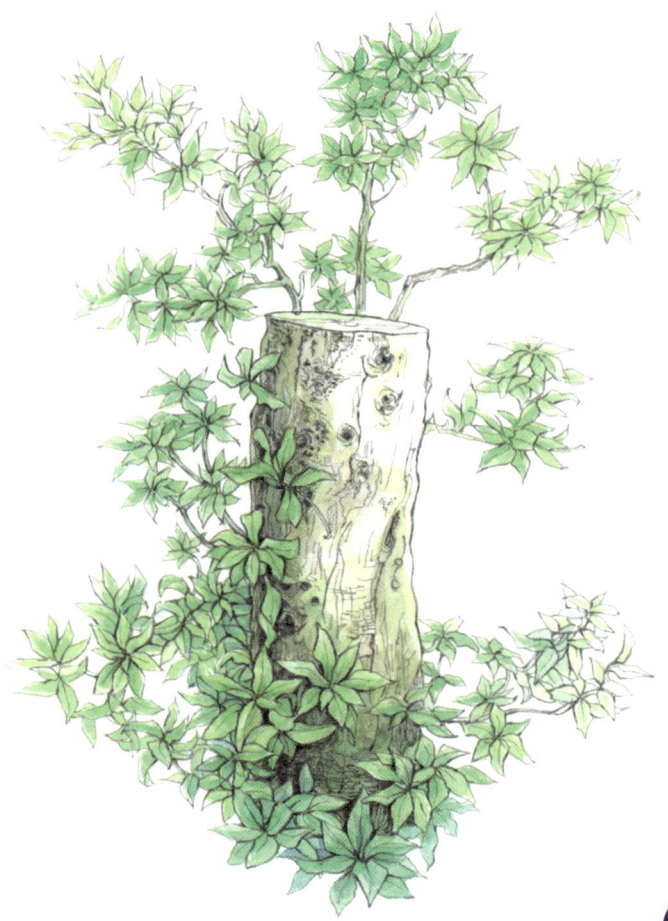

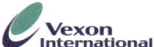

はじめに

看護師は何をする人なのか？

　今から30年ほど前、私は助産師として3年大学病院で病棟勤務をした後、看護師として別の大学病院の病棟で働きました。そのため、常に助産師と看護師との働き方のギャップを感じていました。

　看護師として婦人科病棟に勤務し始めたある日、ホームレスの患者さんが入院してきました。半日以上たっても医師の診察が始まらず、医師に許可をとろうにも連絡すらとれない状態だったため、私は自分自身の判断でこの患者さんを入浴させました。しかし、その後、私は医師にひどく叱られました。入院したのだから、入浴は医師の許可がなければさせてはいけないと。正常な妊娠出産であれば、医師の定期的なチェック以外はすべて自分の判断で動くことができる助産師との違いにカルチャーショックを覚えました。検温するかしないかの判断やその回数も、食事をさせるのも、痛み止めを投与するのも医師の指示が必要です。私は、看護師が何をする人なのかわからなくなりました。

　そんな疑問をもちつつ、ただ毎日、業務をこなすことに精一杯だった1年目。ある患者さんと出会いました。その患者さんは私に、「これまで精一杯治療をしてきた、姑にも尽くしてきた。これから自分のことだけを考えて生きていこうと思っていたのに、なんでこんな病気になってしまったの！」と言って泣き崩れました。夜勤のときは毎晩、暗くなった病室で気持ちを吐露し続けるその方の話をただひたすら聞き続けていました。それはとても居心地の悪い、つらい時間でした。

　また別の患者さんは、亡くなる直前だというのにいつも笑顔でした。最後に海外へ嫁いだ娘さんに会いたいと言っていましたが、残念ながら帰国予定日まで命がもつ保証はない状態でした。日一日と体力が弱っていく中で、「娘に会えなくてもこれまでの思い出があるから大丈夫。幸せなの」と微笑んでいました。

私はなぜ、人生の最終段階にあってこんなにも後悔をもつ人もいればそうでない人もいるのだろうかと思いました。そして、それぞれと深く話していくうちに気づいたことは、その人が自身の人生をどのように生きてきたのかによる違いではないか、ということでした。我慢して我慢して自分を犠牲にして生きてきた人たちは自分の人生を生きてこなかったことが後悔につながりやすく、自身がこれでよいと思える選択をして生きてきた人たちは満足感を得やすいと気付いたのです。

　では、今の私はどうだろうか。医師の指示のもとに看護を提供する毎日で満足なのだろうか。本当は看護師として何がしたいのだろうか。そう考えるようになりました。

「退院して家に帰りたい」という願いを叶えてあげたい

　そんなとき、ある同年代のがん患者さんと出会いました。彼女は、さまざまな苦難があっても、淡々と毎日を過ごしていました。私は彼女と気が合い、勤務の日には毎回のようにおしゃべりをするようになりました。いつの間にか、彼女とはまるで友人のようになりました。

　ある日、彼女が「退院して家に帰りたい」と言ったのです。私は、その願いを叶えてあげたいと思いました。しかし主治医は、疼痛管理が困難なため、退院は許可できないと言いました。私は、疼痛管理が行える在宅主治医を見つければ退院可能なのではないかと思い、師長に当時できたばかりの退院支援部に相談して、安全に退院できるように連携先を見つけたいと申し出ました。しかし、答えはNoでした。

　そのとき、私は悟ったのです。ここには患者が不在であると。私たち看護師が向くべき相手は患者であり、患者に益をもたらすことを遂行することが看護師の仕事であると。医師の指示のもとでしか行えないことが看護なのだろうか。看護師にしかできないことがあるはず。そもそも自分は何がしたくて看護師になったのか。私は看護という仕事を通して、その人が自分らしく生きることを支えたい。病院でできないことがあるのであれば、ほかの方法を一緒に考えていくことも看護だと思いました。

例えば、病棟看護師が「セカンドオピニオンを受けたいけれど、入院中で主治医に言えない」という患者さんの要望に応えることは、簡単ではありません。残念ながら組織に所属していてはできないことがあるのです。最も無力だと感じたのは、「患者の意向を尊重した生き方の支援ができない」ことでした。患者の声（本音）を聞き、それを実現すること。後悔しない人生を医療の面から支えること。これが看護師にできる大きな役割だと思いました。そして私は、それを実現するために組織を離れ、フリーの立場になって患者さんと周囲をつなぐNPO法人「楽患ねっと」を立ち上げ、患者さんが納得して医療を受けるために意思決定を支援する看護師（医療コーディネーター）として活動を始めました。

真剣に向き合うからこそその「もやもや」の中身を紐解く

　これが、20年ほど前、私が意思決定支援を始めた動機です。本書を手に取られた方は、多かれ少なかれ、似たような経験をおもちなのではないでしょうか。「自分の中にある日常の"もやもや"は何かを見極めたい」「自分の中にある日常の不平や不満がどこからくるのかわからない」、もしくは、「わかっているけれど、それとどう向き合っていけばよいのかわからない」「患者さんのため、とは何かがわからなくなってしまった」など、さまざまな思いがおありだと思います。

　時がたち、現在は意思決定支援の必要性についてよく聞かれるようになりました。「納得して医療を受けること」も当たり前になってきました。それは、「医療とは不確実なものであり、病とは一時的なものではなく、付き合い続けていかなければならないもの」という考え方が浸透してきたからではないでしょうか。また、医療者の意識も変化し、医療現場での意思決定支援の実践も進み、20年前とは様相が異なってきていると思います。さらに、本年6月に施行された2024年度診療報酬改定では、医療機関が入院料を取得する大前提となる基準（通則）が見直され、厚生労働省「人生の最終段階における医療・ケアの決定プロセスに関するガイドライン」等の内容を踏まえ、意思決定支援に関する指針を作成することが要件に加わ

りました。これによって、医療界全体で医療者側の意思決定支援やアドバンス・ケア・プランニング（ACP）に関する議論が具体的に進んでいき、患者本人の意思を尊重していくという意識が深まっていくのではないかと期待しています。

　本書は、医療コーディネーターとなり、さらにその後、訪問看護ステーションを立ち上げ訪問看護師として活動し、双方の立場で患者さんの意思決定に向き合ってきた私が、意思決定支援についてその基本的な考え方と具体的支援の方法、関わった10の相談事例、看護師からよく聞かれる質問への回答をまとめた一冊です。

　患者さんやその家族に真剣に向き合うからこそ、悩みは生まれてきます。満足する看護には何年たっても行き着くことはないでしょう。それをわかってはいても、なんとかしたいともがいている人も多いことでしょう。本書が、そんな看護師が今感じている「もやもや」の中身を紐解いて、今ある場所で目の前の患者さんや家族を支えていける小さなきっかけになれたらうれしく思います。

岩本ゆり

目次

第 1 章　意思決定支援の ABC

第 2 章　意思決定支援の手順と方法

第 3 章　患者・家族からの意思決定支援の相談事例 10

● 意思決定に「知識」が課題となる場合

● 意思決定に「価値観」が課題となる場合

第4章　看護師からのQ&A

● 意思決定支援をめぐる看護師からよく聞かれる質問

Column

意思決定支援に関する指針作成に役立つ！

2024 年度診療報酬改定の内容を踏まえた講義動画「" 真の課題 "を抽出し解決する 意思決定支援のプロセス」を視聴できます。

 **講義動画** **本書付録として、こちらの QR コードから、2024 年度診療報酬改定の内容を踏まえた著者による「" 真の課題 " を抽出し解決する 意思決定支援のプロセス」**（20 分）**が視聴できます。ぜひ、ご覧ください！**

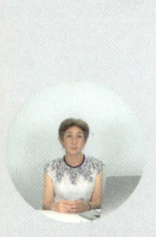

「1. 2024 年度診療報酬改定の内容」より

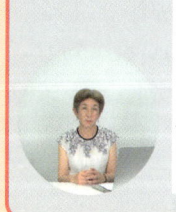

「2. " 真の課題 " を抽出し解決する意思決定支援のプロセス」より

第1章

意思決定支援のABC

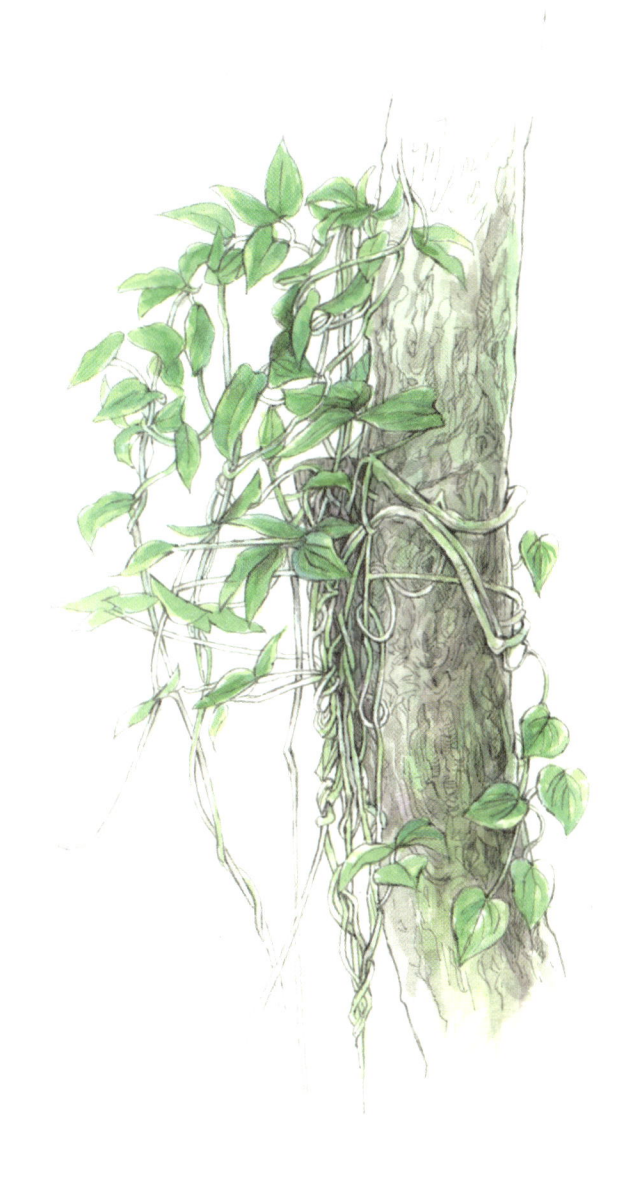

「説明して、傾聴して、それからどうしたらいいの？」

——私が医療コーディネーター（意思決定支援者）になったわけ

「決める」って難しい

　「看護師さん、医師に手術するのとしないのと、どっちがいいかって聞かれたのだけど、どっちがいいと思う？」

　今から20年近く前のこと。病棟看護師7年目の私は、病室で患者さんにこう話しかけられて固まってしまいました。インフォームドコンセントという言葉を少しずつ耳にするようになったころ、主治医の説明の場に立ち会った直後に受けた問いかけでした。

　話し合いの場に立ち会った私からすると、

・主治医は「どちらがいいか？」とは聞いていなかった

・メリットとデメリットをわかりやすく説明し、「よく考えてください」と言っていた

・どちらがいいかを私が決められるはずがない

　そんな考えが頭の中に浮かびました。医師があれだけ丁寧に時間をかけて説明しても伝わっていない、というがっかりした気持ちの中、患者さんにかける言葉が見つからなかったことをよく覚えています。

　しかし、気持ちを落ち着けて、「こういうときは傾聴が大切」と椅子に座って思いを聞き始めましたが、1時間近く患者さんの話を聞いても答えは出ずに堂々めぐり。「決めることはなんて難しいのだろう」「どうやって支援したらいいのだろう」……。多くの看護師が抱く思いを私も抱え、

悶々としていました。意思決定支援という言葉はまだ聞いたこともありません
でした。

その後も、患者さんからの問いかけにどう答えたらよいのか、悩む場面
はたくさんありました。

「治療をしないで緩和ケアを選ぶことは、"自死してはいけない"という
神様の意思に反すると思いますか？ 私は治療を継続すべきでしょうか？」

「今まで夫や子どものために生きてきた。自分のために生きてこなかっ
た。なんのための人生だったのか。このままここで死にたくない。もっと
治療をしてほしい」

「家に帰りたいけれど、痛み止めを使える往診医がいないから無理だと
主治医に言われた。痛いのを我慢してでも帰りたい。何か方法はないの？」

このように患者さんが、それぞれの思いや悩みを表出してくださいまし
た。しかし、そこから先へ進むための支援ができない歯がゆさを感じてき
ました。

医療者には言えない、言わないたくさんのこと

それから2年後、その先へ進むヒントを探るために、私は仲間と"患者
の声を医療に生かす"をモットーにした「NPO法人楽患ねっと」[1]を立
ち上げました。ここで、病院の中では見えなかった患者さんや家族のたく
さんの本音を知ることができました。

「先生は抗がん剤治療がすごくよく効いたって言ってるけど、私はこの
代替療法のおかげだと思ってるの。だから、次の治療は絶対受けないわ。
でも、信じてもらえないだろうから言わないの」

「姉がこんな病気になったのは自分のせいだと思う。だから今自分にで
きることを精いっぱいやりたい。ICU にいるのに、『原因はわかりません』

なんて言う医者に任せてはおけない。転院させたい」

「緩和ケア病棟にいたとき、夫が亡くなる直前に看護師の態度が明らかに変わりました。遺族となる私にケアの対象が変わったことを感じたのです。でも、夫はまだ生きていました。私ではなく、夫をケアしてほしかった」

患者さんや家族は、主治医や医療者には言えないこと、言わないことをたくさん抱えています。しかし、病院の中ではその声を聞く機会はほとんどありません。「患者さんや家族の本音を医療に届けたい。そうすることで、患者さんが納得して医療を受けることができる世の中にしたい」、そう思いました。

意思決定支援は「尊厳を支える看護行為」

こうして私は病院を辞め、中立な立場で患者さんに関わる看護師「**医療コーディネーター（意思決定支援者）**」●2 として活動することにしました。その7年後、患者さんの療養場所の選択肢を増やすべく、在宅緩和ケアも提供する「楽患ナース訪問看護ステーション」を立ち上げました。訪問看護を始めて、14年となります。

意思決定支援を考えるとき、いつも思い浮かぶ言葉があります。ヴィクトール・E・フランクルの『夜と霧』1) の中にある「人は強制収容所に人間をぶちこんですべてを奪うことができるが、たったひとつ、あたえられた環境でいかにふるまうかという、人間としての最後の自由だけは奪えない」という一節です。

人が何かを選ぶという行為は究極の自由であり、その人らしさ、つまり尊厳につながることです。私たち看護師が意思決定を支援することは、患者さんの尊厳を支える大切な看護行為だと思っています。

あれから20年以上がたち、意思決定支援は、看護の世界では流行っていると言ってもいいほど注目されています。でも、臨床の現場では、多くの医療者があの日の私のように、「説明して、傾聴して、それからどうした

らいいの?」と、いまだに立ちすくんでいるようにも感じます。

あの日立ち尽くしていた私のような医療者に、意思決定支援とは何か、支援の方法、臨床で使える次の一手を打つにはどうしたらよいのか、その具体策について、事例をもとに書きつづっていきたいと思います。

- **患者さんや家族は主治医や医療者に言えないこと、言わないことをたくさん抱えている**

- **人が何かを選ぶ行為は究極の自由であり、その人らしさ、尊厳につながることである**

- **意思決定支援とは、「患者さんの尊厳を支える大切な看護行為」である**

引用・参考文献

1) ヴィクトール・E・フランクル. 夜と霧 新版（池田香代子訳）. みすず書房, 110, 2002.

ことばの解説

- ●1 **NPO法人楽患ねっと** 2002年に設立したNPO法人。病気の体験をつらい、悲しいものとしてのみ捉えるのではなく、貴重な経験として人生に生かしていけるよう患者とその周囲をつなぎ、新しい何かを生み出していこうとする力を応援する団体。主な活動として医療コーディネーター（意思決定支援者）による医療相談、セカンドオピニオンのガイド、医療コーディネーターの育成（新型コロナウイルス感染症の拡大以降、休止中）、闘病体験記やインタビューの作成、子どもたちへの「いのちの授業」の開催、患者中心医療に関するレポート、意思決定支援研究会の運営など。http://www.rakkan.net/

- ●2 **医療コーディネーター（意思決定支援者）** 患者や家族が病気のことで悩んだとき、患者や家族の視点で後悔しない方法を選べるよう意思決定をサポートする医療の専門家（看護師）。初対面の人からも相談を受け、意思決定を支援していく。医療コーディネーターは名称独占ではなく、各団体が認定し活動している。楽患ねっとの医療コーディネーター要件は5年以上の臨床経験を持つ看護師、かつ、楽患ねっとが提供するプログラム（資質試験、養成講座、OJT）を修了し認定を受けた者となっている

意思決定支援は「決める」ことの お手伝い

——患者の「決められない原因」を見つける

A さんが知りたかったこと

　皆さん、想像してみてください。あなたの目の前に、もうすぐ命が終わろうとしている患者さんがいます。その方から「私は家にいたい。でも、家族に面倒をかけたくないの……」と言われたら、どんなふうに支援しますか。 まずは「傾聴」、そして「共感」。その後どうするでしょうか。いろいろ聞きたくなるのではないでしょうか。

　「家にいたいって言うけれど、訪問診療は入っていますか？ 訪問看護は入っていますか？」

　「家にいられなくなったらどうしますか？ 病院の主治医とちゃんと話をしていますか？」

　「家族はいますか？ 娘さんですか、息子さんですか？ どのくらい家へ来られますか？」

　たくさん情報収集をして、そこに不足があれば情報提供をしていくと思います。情報提供を十分にしたら、さて、あなたはこの要望に応えられたと言えるでしょうか。答えは No だと思います。意思決定支援は、傾聴、共感、情報提供だけではできないのです。では、どうすればよいのでしょうか。

　私がそこから一歩先に進むきっかけになったのは、NPO 法人「楽患ねっ

と」を通して相談を受けた、顎骨壊死の患者・Aさんとの出会いでした。

　Aさん（30代・女性）は、ある治療を受けるか受けないかについて悩んでおり、楽患ねっとへメールで相談を寄せてくださいました。Aさんは九州にお住まいでしたが、通院は上京して行っているということでした。主治医からはある治療を勧められているのだけれど、その治療が奏効する確率は50％とのこと。Aさんにとっては、賭けのように感じられる治療でした。

　そのころ、楽患ねっとでは同じ病気の患者さん同士がつながり、悩みや病気の情報交換ができるように患者会を紹介したり、患者会がなければメーリングリストを作成してお互いにつながることができる場を提供していました。Aさんも、「同じ病気の方と、この治療法について話し合いたい」と、楽患ねっとにアクセスしてきたのです。しかし、Aさんの病気は珍しく、同病の方と出会うことはできませんでした。

　そこで、私はAさんの病気や治療法について調べ、一緒に考えていくことにしました。もとよりAさんは、自分の病気のこと、治療法について非常によく調べ、理解しておられました。医師との意見交換も十分に行っており、看護師である私よりも深くご自身の病気について理解されていました。

　それでは、Aさんがほかの患者さんに聞きたかったこと、相談したかったことはなんだったのでしょうか。

　それは、「実際に治療を受けた人が治療を受けると決めたきっかけは何か」ということでした。そして、その治療を受けてみての体験談、つまり、どの程度痛かったのか、どのくらい不自由な生活が続くのか、いつもとの体に戻れるのか、という実体験で感じたことでした。

　これには、看護師である私は答えることができません。私はとにもかくにもインターネット上で体験談を探し、Aさんの参考になる情報を集めました。また、主治医にも聞いてみることを勧めました。症例が少ない患者の情報を一番よく知っているのはほかでもない、その治療を行う主治医であるからです。

　すると、Aさんはこう答えました。「主治医に聞くのが一番なのはよくわ

かっています。でも、何をどう聞いたらよいのかわからないのです。短い診療時間の中で、医師とどうコミュニケーションをとればよいのか、何をどう聞けば、自分が『決める』ことができるのかがわからないのです」と。

Aさんとの作戦会議

そこで、Aさんと私の作戦会議が始まりました。私たちは九州と東京で離れていたため、電話とメールを駆使して、「何をどう聞くか」ということを話し合いました。Aさんが何を聞きたいかを知るためには、まず、私がAさんを知る必要がありました。Aさんがどんな仕事をしていて、どんな生活をこれから送っていきたいのか、それを実現するためには何が生活の中で必要なのか、細かいことまで話し合いました。

Aさんには、どのくらいの期間東京に滞在しなくてはいけないのか、その期間によっては仕事を継続できなくなるかもしれないということが一番の懸念事項でした。今の仕事を辞めたくない、治療を受けることで仕事を失ってしまうのなら受けたくないと考えていました。

こうして、Aさんの懸念事項を「医師への質問」と題して書類にまとめ、手術までに返答してもらえるよう外来受診時に医師へ手渡しました。そして、その医師の返事をもとに、再度治療を受けるか否かを考えました。Aさんは懸念していた職場復帰に関わる詳細な情報を入手したことで、治療を受ける、という決意を固めました。

初めての「意思決定支援」

この一連の流れを通して気付いたこと。それは、「決める」ことのお手伝いは看護そのものであるということでした。

Aさんと私は病気を理解し、治療法を知り、Aさんのこれからの生活を浮き彫りにして、今、Aさんが最も気になっていることを明確にしました。そして、決めるために必要な情報を適切な方法で主治医に求めました。

結果として、Aさんはその治療を受ける決意を固めました。今思えば、これは私が意識して行った初めての「意思決定支援」でした。

　しかし、20年以上前の看護の世界では、「意思決定支援」という言葉はほとんど使われていませんでした。楽患ねっとの中でAさんに行ったような支援を重ねていくうちに、医療者ではないメンバーから「今行っていることは、ビジネスにおいて決断をするための意思決定支援[1]と同じプロセスだ」と指摘されました。

楽患ねっとが考える「意思決定支援」

　そこで、インターネットで「医療における意思決定支援」というワードを検索したところ、5件しかヒットしなかったことをよく覚えています。そのどれもが、看護師が行うものとしては言及していませんでした。「先行事例がないなら私たちが整理するしかない！」と考えて行った最初の一歩が、楽患ねっとでのこれまでの事例をもとに、「医療における意思決定支援」について定義することでした。

　こうして、患者の意思決定支援とは、「**患者の意思決定を困難にしている"真の課題"を抽出し、納得できる解決方法をともに考えること**」という定義ができ上がりました。

　また、意思決定支援のプロセスは、まず、①**その人がどういう状況に置かれているのか「現状を把握」**し、②**その人がなぜ決められないのか、その「課題を抽出」する。**それから、③**課題を解決していくための「打ち手を提案」する**、としました（図）。

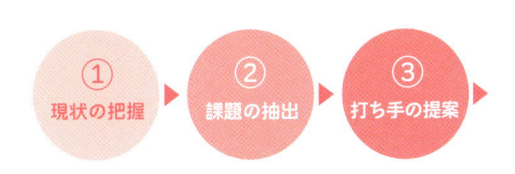

図　意思決定支援のプロセス（提供：NPO法人楽患ねっと）

意思決定支援では、「患者が決められない」その原因を見つけることが第一歩であり、最も重要な点です。決められない原因が見つかれば、おのずと解決する手段は見つかる、ということです。

- ■ 「決めること」の支援は、看護そのものである
- ■ 患者の意思決定支援とは、「患者の意思決定を困難にしている"真の課題"を抽出し、納得できる解決方法をともに考えること」（楽患ねっとにおける定義）
- ■ 医療における意思決定支援のプロセスは、①現状の把握、②課題の抽出、③打ち手の提案、である
- ■ 意思決定支援の第一歩は「患者が決められない」その原因を見つけることであり、これが最も重要な点である

ことばの解説 ・・

● 1　ビジネスにおいて決断をするための意思決定支援　意思決定支援とは目標を達成するために、数ある選択肢の中から最善のものを選ぶ行為であり、情報を収集し、代替案を提案・検討し、そして最終的に決断を下すプロセスを踏む

意思決定支援を迷わせる
「真の課題」の見つけ方

──解決の糸口は「傾聴の先」にある

「患者が決められない」背景にあるもの──Bさんの事例

　楽患ねっとでは、患者の意思決定支援とは「患者の意思決定を困難にしている"真の課題"を抽出し、納得できる解決方法をともに考えること」と定義しました。

　では、その「真の課題」をどのように抽出するのでしょうか。

　私が病院看護師という立場を離れ、患者さんの相談を受け始めて感じたことは、「決められない理由は人それぞれである」ということでした。初めは単純に、決められない原因は医療への理解不足や情報不足、決めたことに対して専門家に背中を押してほしいという気持ちなどではないかと思っていました。しかし、たくさんの相談を受け、話を聞いていく中で、それだけではない「何か」が背景にある場合がある、ということに気付きました。

　それを教えてくれたのは、Bさんでした。Bさんは70代の男性。妻、長男、長女の4人家族です。数カ月前に、頸動脈・椎骨動脈閉塞を指摘されました。

　Bさんの依頼は、「病気をこのままにしておくと、死ぬことはないだろうが、脳梗塞を起こして半身麻痺になる可能性がある。手術をした場合も合併症を起こせば、同じく脳梗塞と半身麻痺になる可能性がある。手術するかしないか悩んでいるので、相談に乗ってほしい」というものでした。

　早速、郊外にあるBさんのご自宅に伺い、Bさん、妻、娘さん、私の4

人で話し合いました。話し合いの冒頭から、Bさんは「手術を受けたくない」、家族は「本人のよいように決めてほしい。私たちはそれでよい」とおっしゃっていました。しかし、その後1時間以上、これまでの経緯や医師の説明内容、治療への思いなどを詳しく聞いても、最終的な決断に至りません。

　Bさんの主張は、以前の治療がつらかったため二度と入院生活を送りたくないこと、これからは妻と二人で旅行をして回りたいこと、一度手術を受ければ通院を繰り返すことになり、結局、旅行に行けなくなってしまうのではないかという懸念があることから、手術は受けたくない気持ちがある、というものでした。これまでの治療やこれからの治療計画については、Bさんも家族も理解は良好でした。本人の意向も明確です。しかし、決められないのです。

　そのとき、ふと、この家族には息子さんもいらっしゃることを思い出しました。手詰まりになってしまった私は、出張中でその場にはいなかった息子さんはどう思っているのかが気になり、息子さんの意見について尋ねてみました。妻は「息子はどちらでもいいと言っていました」と言いました。しかし、そこでBさんが「いや、息子は手術してほしいと言っていた」とつぶやきました。

　すると、娘さんが「お父さん、そんなことないよ。お兄ちゃんは手術を受けてほしいんじゃない。お父さんが元気に長く生きられるほうを選んでほしいと言っていたよ。それが手術なら手術をしてほしいと。でも、お父さんが嫌なら、お父さんのよいようにしてほしいと思うよ。お父さんが幸せになることをお兄ちゃんは望んでいるよ」と訴えました。

　Bさんは急に顔を上げて「そうなのか？　本当にそうなのか？　息子は、病気から逃げないでほしくて手術を受けてほしいと言ったのではないのか？」と言いました。娘さんは重ねて「そうではない」と告げ、妻もそれに同意しました。

　Bさんは少し考えたのち、私に向き直り、「そうであれば手術は受けません。旅行へ行きます。病気をもっていても旅行へ行くにはどうしたらよい

のでしょう？ どんな準備をして、誰に相談したらいいのかな？」と笑顔になりました。そこからは旅行へ行くための準備について、具体的な話し合いが始まりました。

「傾聴」の先にある「課題探し」

さて、「Bさんの課題＝決められない理由」はなんだったのでしょうか。Bさんの中には理想の父親像、特に息子さんへ示したい父親像があり、それに反することをしたくない、という親心があったことではないでしょうか。

そのことはBさんの中ではっきりとした形になっておらず、話し合いの中で娘さんがそれを感じ取ってくれたのでしょう。これまで父の生き様を見てきた娘さんが、この話し合いで父の思いをじっくりと聞いたことで、兄の思いを父の胸に届く形で伝えたのです。これがBさんの決断につながりました。

このように、本人の思いが明確であっても、そして医療情報を的確に理解されていても決められないことがあります。もしも、私がBさんの話を「傾聴する」だけにとどまっていたら、患者の意思決定を困難にしている「真の課題」は明確にならなかったと思います。そうなると、例えば、「もっと経験豊富な医師を探してみたいとは思いませんか？」「セカンドオピニオンを受けませんか？」「主治医ともう一度不明な点を話し合いませんか？」などと別の新しい提案をし、Bさんの真の課題を解決することはできなかったと思います。

「Bさんには決められない理由があるはずだ、それは何か？」と最後まで諦めなかったこと、つまり、傾聴にとどまるのではなく、その先の課題を探し求めたこと、それによって解決の糸口が見出せたのでした。

話を聞きながら整理し、その人となりを浮き彫りにする。そうしていく中で、その人自身が課題を発見し、その課題をどうやって解決していくかに目を向けていくことができる、そのプロセスがとても大切なのです。つまり、真の課題を抽出するためには、まず、心構えとして「**意思決定を困**

難にしている**"真の課題"とは何かを考えながら、傾聴すること**」が必要になります。

　看護では基本のスキルである「傾聴」ですが、「聞く」という行為は両刃の剣です。次項では、傾聴のメリットとデメリットについてお伝えします。

- 患者さんが決められない理由は「人それぞれ」であり、真の課題は一般的な提案では解決できないことが多い

- 本人の思いが明確で、医療情報を的確に理解していても決められないことがあり、「傾聴するだけ」では患者の意思決定を困難にしている「真の課題」は明確にならないこともある

- 傾聴の先にある課題を探し求めることが解決の糸口を見出すことになるため、心構えとして「意思決定を困難にしている"真の課題"とは何かを考えながら傾聴すること」が必要である

- 傾聴しながら話を整理し、その人となりを浮き彫りにする中で、その人自身が課題を発見し、その課題をどう解決していくかに目を向けていくことができる。そのプロセスが大切である

「傾聴」の落とし穴

── 「支援という名の押し付け」になっていないか

「傾聴」のメリットとデメリット

　意思決定支援の心構えとして、「意思決定を困難にしている"真の課題"とは何かを考えながら傾聴すること」が必要であると述べました。ここでは看護の基本スキルである「傾聴」のメリットとデメリットについておさらいし、傾聴の落とし穴についてお話ししたいと思います。

　傾聴のメリットについては、皆さん日々感じていることと思います。意思決定支援の際の傾聴において、私が考えるメリットは以下の3つです。

〈傾聴のメリット〉

- 話し手が自分の物語を紡ぐことでその物語を客観視できる
- 自分の物語のリフレーミングにつながることがある
- 語ることで聞き手との信頼関係を築くことができる

　一方でデメリットは、「とにかく時間がかかる」ことです。意思決定に関わる際の傾聴には、まとまった時間をかける必要があります。講演などの際、聴講している看護師から「病棟は忙しくて、なかなか意思決定支援ができない。どうしたらよいか？」という問いを頻繁にいただきます。そんなときは、「その日の看護ケアに優先順位を付けて、意思決定支援にまとまった時間を割けるよう時間をつくってください」とお話ししています。

　1時間とは言いません、せめて30分、患者さんと向き合う時間を捻出してください。その代わり、その日の清潔ケアができないかもしれません。食事介助の時間が減って食事摂取量が減るかもしれません。でも、その日、そ

のタイミングで意思決定支援が必要だと確信したなら、その時間を捻出するために臨機応変に対応することが必要です。「そのほかの看護ケアが手薄になる」ということは、現在の医療体制における傾聴のデメリットといえるでしょう。また、意思決定を「しない」と決めている患者さん、すでに意思を決定している患者さんへの傾聴は「落とし穴」になり得ます。

〈傾聴のデメリット〉

- とにかく時間がかかる
- そのほかの看護ケアが手薄になる
- 意思決定を「しない」と決めている、すでに意思を決定している患者には「落とし穴」になり得る

患者の妻・Cさんの後悔と訴え

以前、ある急性期看護領域の学会で、意思決定支援について講演した後、集中治療室（ICU）勤務の看護師が私に話しかけてきました。担当患者の妻・Cさんの意思決定支援について悩んでいるという相談でした。Cさんは、元看護師長でした。1カ月前に夫が事故でICUに入院し、人工呼吸器を着けるかどうかの決断を下すことになったそうです。

Cさんの夫は以前より、「人工呼吸器は着けたくない」と明言していたそうですが、Cさんは夫の回復の可能性を信じ、人工呼吸器の装着を決断したそうです。そして1カ月が過ぎ、Cさんは夫が二度と呼吸器を外せるような状態には回復しないだろうと主治医から告げられました。

Cさんは、夫の意思に反したことを行ってしまったと非常に後悔し、主治医に呼吸器を外してほしいと希望しました。しかし、主治医は「一度着けた呼吸器は外すと死亡することがわかっているので、外すことはできない」と返答しました。Cさんはそれでも納得がいかず、毎日のように呼吸器を外してほしいと訴えます。気持ちは高ぶっており、スタッフへの言動はきつく、なぜ言うとおりにしてくれないのだ、という怒りを毎日のようにぶつけ、スタッフは疲弊しているとのことでした。

看護師（相談者）は言いました。「元看護師長なら、病院の事情もわかるでしょうに。なぜ無理難題を言うのでしょうか？　呼吸器装着の継続についてCさんが納得してくれるように意思決定を支援したいのですが、どうしたらよいでしょうか？」

　さて、皆さんはこの問いをどう思われますか。この看護師は、Cさんの意思決定支援を行えるのでしょうか。

支援という名の押し付け

　答えはNoです。なぜなら、Cさんはすでに意思決定をしているからです。支援をしたいのはあくまで相談してきた看護師の意思であり、Cさんは支援されたいとは思っていないでしょう。当たり前と言えばそれまでですが、誰かを支援するためには、相手がその支援を求めていなければなりません。そうでないと、支援という名の押し付けになってしまいます。

　意思決定支援と銘打って病院や医療者の都合に合わせるための説得をしてはいないか、傾聴していると言いながら自分に都合よく相手の意思をコントロールしようとしていないか、常に肝に銘じる必要があります。

Cさんから「傾聴」すべきことは？

　Cさんの行動に病棟の看護師が困っており、どうにかしたいという気持ちはよくわかります。そこで、私は「なぜCさんが呼吸器を外すという意思決定を導き出したのかを知ることに努めましょう」とアドバイスしました。

　Cさんは、呼吸器を外すことで何を達成したいのでしょうか。後悔の念に駆られたのでしょうか。それとも、今できることは夫の意思を尊重すること、つまり呼吸器を外すこと、という思いをもったのでしょうか。

　Cさんが意思決定に至った気持ち、前提となる課題を知ることができれば、「呼吸器を外す」こと以外の解決方法が見つかるかもしれません。今、

ほかに何ができるかをともに考える――。その姿勢が、相手とのコミュニケーションを深める糸口になるのではないでしょうか。

こうした「ともにいる」姿勢がないままに、自身の期待する答えに導くために傾聴していくことは、相手とのコミュニケーションを阻害することになります。これは入り口を間違えた傾聴を実施したための落とし穴といえるでしょう。

そして、もう一つ考えなくてはいけないことがあります。Cさんの意思（一度着けた呼吸器を外したい）は間違っているのでしょうか。Cさんの夫が入院した病院では叶えられない希望であったということですが、病院によっては「呼吸器を外す」という選択をすることができます。その人の置かれている場所、関わっている人たちの考え方によって、何が正しく、何が正しくないのかは異なります。この場ではできないからといって間違った意思決定である、とは言い切れないでしょう。そうであればなおさら、Cさんの意思を否定するのではなく、その意思を尊重し、自分に今何ができるのかを模索する必要があると思います。例えば、臨床倫理コンサルテーションを受けるなど、倫理の専門家の介入を検討する、また、臨床心理士や精神科医の介入を検討することも一案だと思います。

Cさんを一人にしない、また、理解できない人、間違った意思決定をしている人として扱わない、という姿勢が必要だと思います。

- 傾聴にはメリットとデメリットがある
- 意思決定支援を望んでいない人への「支援という名の押し付け」となっていないかを省みる
- 「ともにいる姿勢」のない傾聴はコミュニケーションを阻害する
- たとえこの場では叶えられない希望であっても、その意思を尊重し、今何ができるかを模索すること。本人を一人にしない、また、理解できない人、間違った意思決定をしている人として扱わない

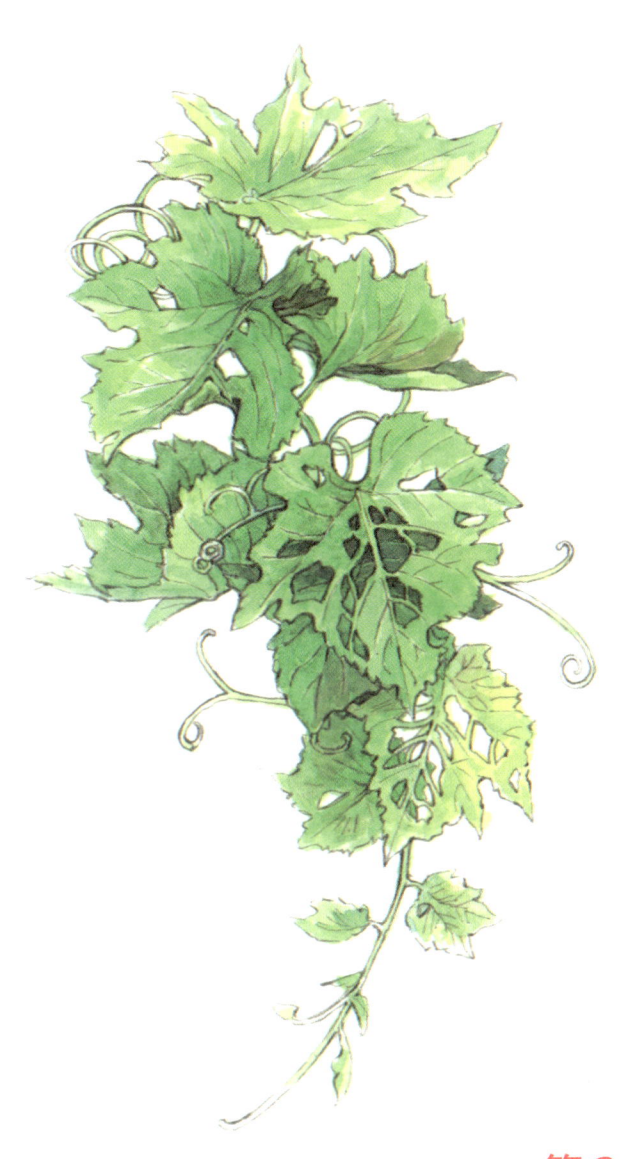

第 2 章

意思決定支援の
手順と方法

患者が納得のいく治療や療養方針を決めるための推奨手順

　第1章では、意思決定の心構えとして、まず「意思決定を困難にしている"真の課題"とは何かを考えながら傾聴すること」が必要であるとお伝えしました。第2章では、この「考えながら」という部分にあたる、意思決定支援を具体的にどう進めていったらいいのかについてお話ししていきます。

意思決定には"手順"がある

　「"真の課題"とは何かを考えながら」と言われても、どう考えていけばよいのかが難問です。そこで、私たち楽患ねっとでは次ページに示すような「患者が納得のいく治療や療養方針を決めるための推奨手順」（以下、　楽患チャート　）を考案しました（**図**）。この推奨手順は、楽患ねっと理事長の岩本貴氏が前職で培ったビジネスにおけるコンサルティング手法をもとにしてまとめたものです。当時はまだ医療が比較的閉じた世界であったこともあり、医療へビジネスのノウハウを活用した形は新鮮で、曖昧さなくわかりやすくまとめることができました。

　手順は、「病気を知ること」「生活の変化を知ること」「自分を知ること」「自分はどうしたいかを知ること」そして「実行すること」です。また、全体を通して、「自分の感情と向き合うこと」も必要です。これらの一つでも満たされなければ納得には至りません。

　傾聴するときは、　楽患チャート　を頭に思い浮かべてみるのです。すると、その人の課題、満たされない何かが浮き彫りになっていきます。

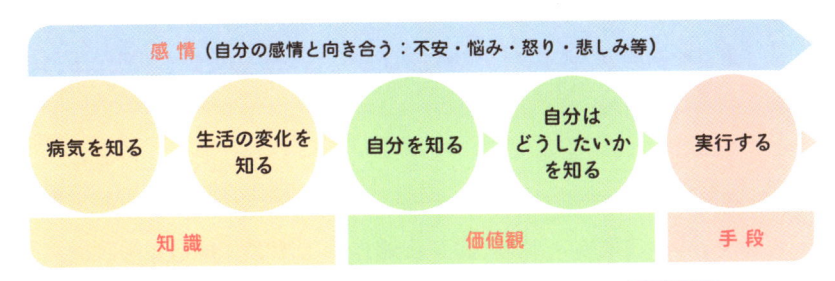

図 患者が納得のいく治療や療養方針を決めるための推奨手順（ 楽患チャート ）

（提供：NPO 法人楽患ねっと）

手順のどこに課題があるかを見つける

　この意思決定の手順は、大きく（1）知識、（2）価値観、（3）手段、（4）感情——の4つに分類されています。

　まず、目の前の患者さんとじっくり話をします。話をするときには、こちらから何かを問いかけるのではなく、相手にオープンに話をしてもらいます。医療コーディネーターとして関わるときは1時間ほどずっと相手が話す状況になりますが、その話の中に、この4つの手順のどこに課題が隠れているのかを考えながら聞いていきます。

　1つ目が「知識」、情報の部分です。ここが充足しているか、不足しているのか。2つ目はその人の「価値観」です。その人がどんなふうに生きていきたいと思っているのか、何を大切にしているのか。3つ目は「手段」です。こうしたいと思っても、それを実現するための方法がわかっているか。4つ目は一番大切な「感情」です。十分な知識があり価値観も明確で、頭で「こうしたほうがいい」と思っていても、そこに感情がきちんと付いてきているか、を確認します。この4つうちのどこに課題があるかを考えながら話を聞いていきます。

　もちろん、課題は4つのうちのどれか1つだけにある、というわけではありません。実際は、複数の課題をもっている方がほとんどです。そして、この手順のどこに課題があるのかがわかれば、それに対する打ち手を考えることができます。

■ 患者が納得のいく治療や療養方針を決めるための推奨手順がある（ 楽患チャート 参照）

■ 手順は、「病気を知ること」「生活の変化を知ること」「自分を知ること」「自分はどうしたいかを知ること」、そして「実行すること」である。また、全体を通して、「自分の感情と向き合うこと」も必要である。これらのうち一つでも満たされなければ、納得には至らない

■ この手順は、大きく（1）知識、（2）価値観、（3）手段、（4）感情——の4つに分類される。この4つのどこに課題があるのかを意識しながら傾聴する。どこに課題があるのかがわかれば打ち手を考えることができる

■ ほとんどの人は複数の課題をもっている

意思決定に「知識」が課題となる場合

──患者がもっている情報や知識を精査する

　では、具体的に意思決定支援をどう進めていったらいいのでしょうか。まずは、意思決定に「知識」が課題となる場合の支援方法について、事例をもとに考えていきましょう。

乳がんと診断された D さん

　D さん、40 代・女性のお話です。D さんには、夫と小学生の子どもが 1 人います。1 カ月前に乳がんという病名を告げられました。幸いなことにまだ初期の段階でした。

　D さんは、病名を告げられて精神的に落ち込むことはありませんでした。それよりも、子どものために完治を望み、さまざまな治療法を模索・検討していました。手術、内視鏡治療、放射線治療、抗がん薬治療や代替療法、また、食事療法から無治療まで、インターネットを駆使し、友人・知人に話を聞いて情報を集めていました。病院の主治医からは、乳房全摘手術、あるいは乳房部分切除＋放射線治療のどちらかを勧められていました。

　D さんは、再発の可能性が少ない全摘手術が一番望ましいと思っていましたが、やはり女性として部分切除も捨てられない気持ちでいました。そしていろいろと調べるほどに迷いが生じてきたと言います。インターネット上の闘病記や体験談を読んでいると、「手術をしてはいけない」という記事や、「放射線は怖い」（このころは東日本大震災の直後で「放射線」という

言葉に敏感に反応し、放射線は身体を害するというイメージが強く浸透していました）といった記事が散見されるため、どのように治療法を選んでよいのかわからない、という相談でした。

支援の手順と実際

1．課題を探る

　まず、相談者（ここではＤさん）の相談内容を（楽患チャート）（p.29）の4つの分類に当てはめて考えてみます。

（1）知識：さまざまな治療法を知りたいが、その中のどれが確からしい情報なのかを見極めることができていない

（2）価値観：乳房温存という自身の希望よりも、子どものために完治する確率が一番高い治療法を受けたいと考えている

（3）手段：知識が深まっていないため、まだ実行方法が決まっていない。しかし、主治医のもとへ定期的に受診しており、ほかの治療法も検討したい旨を主治医に相談できている

（4）感情：子どものための選択をしたいという気持ちが一番ではあるが、やはり女性としてのボディイメージの変化も気になっている。また、放射線が身体に悪いのではないか、という思いにとらわれている

　ここでＤさんの課題が2点見えてきました。

　1つ目の課題は、「**情報をもっていてもその情報をどう評価してよいのかわからない**」

　2つ目の課題は、「**放射線への偏った知識があり、正しい情報の入手方法、見極め方がわからない**」

　という点であり、主に「知識」が課題となっていました。

2．支援の方法を考える

　次に、（楽患チャート）に沿ってＤさんへの支援方法を一緒に考えていきます。

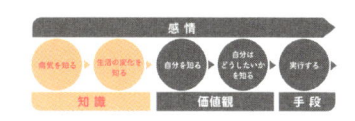

　Dさんの課題が「知識」だとわかると、私は
パソコンを取り出して、一緒にインターネットで検索してみました。インターネットの情報は入手しやすい半面、玉石混交で、信憑性が疑われるものに注意しなくてはいけません。「同じ治療法をよいと言ったり、悪いと言ったり、両方の意見が載っているのよね。どちらを信じていいかわからないわ」とDさん。確かにDさんが見せてくれた治療法は、サイトによって意見が異なっていました。「どちらのサイトも医師が書いていて。読むともっともらしく聞こえる。どちらが正しいのかしら?」。Dさんは調べれば調べるほど混乱して決められなくなっていました。

　この2点の課題に対するの支援内容は、以下のようになりました。なお、支援の際は一度決めたことでもいつでも変更してOKであると伝えます。

（1）知識
　・医療において信頼のおける情報はどこから入手できるのか、根拠に基づく医療（EBM）[1]とは何かを説明する
　・（1）に基づいて、現在入手している情報が信頼のおけるものであるかどうかを一緒に見極める
　・それぞれの治療法の生存確率について調査し、比較する
　・放射線と放射能の違い、放射線治療の意味、安全性、副作用や後遺症について一緒に見極める

（2）価値観
　・改めて価値観について話し合う

（3）手段
　・改めて手段について話し合う

（4）感情
　・改めて感情について話し合う

3. Dさんの決断

　Dさんが最終的に選択した治療は乳房全摘術でした。冷静に各治療法のメリットとデメリットを数値で比較して、放射線治療への正しい知識を身

に付けたうえで、自分の「乳房を残したい」「完治したい」という両方の感情と照らし合わせ、今、自分が納得するのは「子どものために生き残ること、完治を目指すことだ」と心（価値観）が決まったのでした。そして、主治医がこの治療法を勧めていたことから、今後、この決定を実施する手段は主治医のもとで治療を受けることだと決まりました。

　Dさんは「知識」が課題であったため、そこに焦点を絞って現在もっている知識を精査するための支援をしていきました。加えて手順に沿って話を整理していく中で、「感情」にも課題をもっていることが見えてきたことと思います。その方の課題が見えると、それに対する打ち手がおのずと定まることをご理解いただけたのではないでしょうか。

患者のもっている情報の整理が納得できる決定につながる

　インターネットの情報は入手しやすい半面、玉石混交で、信憑性が疑われるものであることに注意が必要です。医療において信頼のおける情報はどこから入手できるのか、根拠に基づく医療とは何かを説明することが大切です。情報を整理することで感情も整理され、納得できる決定につながります。

■「知識」が課題となる場合は、その人が現在もっている情報や知識を確認し、信頼のおけるものかどうかを見極め、評価する

■ 正しい情報の入手方法や見極め方を伝える

ことばの解説 ......

● 1　根拠に基づく医療（evidence based medicine：EBM）　個々の患者のケアに関する意思決定において、「最善の根拠」と「医療者の経験」、そして「患者の価値観」を統合して、現在の最良の根拠を意識的、明示的かつ思慮深く用いること

意思決定に「価値観」が課題となる場合

——価値観を言語化する

　ここでは、意思決定に「価値観」が課題となる場合の支援について、具体的な事例をもとに考えていきましょう。

前立腺がんの治療法に悩む F さん

　F さん、70 代・男性のお話です。F さんは、大きな会社の役員を退任して妻と二人暮らし。お子さんたちはそれぞれ結婚されていました。退職後、やりたいことがたくさんあった矢先、前立腺がんと告げられました。病名を告げられた A 病院では、「あなたのがんは手術適応です。できるだけ早くとってしまいましょう」と言われたそうです。

　F さんは、大きな病気の際にはセカンドオピニオン[1] を受けたほうがよいと言われていることを思い出し、B 病院にセカンドオピニオンを聞きに行きました。すると B 病院では、「手術なんてとんでもない。F さんの病状であれば、抗がん剤治療やホルモン療法、放射線治療など手術以外の治療が適応になります」と告げられました。2 つの病院から正反対の意見を聞いたことで、F さんは混乱してしまいました。

　そこで、もう 1 カ所、C 病院へサードオピニオン[2] を聞きに行きました。結果は B 病院と同じく手術の適応はなし。F さんはさらに D 病院を受診。結果は同じでした。D 病院の医師は「どうして手術してくれないんだ！」と詰め寄った F さんに、「各治療にはガイドラインがあり、手術をする、な

どと言う医師がいるのなら、その医師はガイドラインに反した正しくない判断をしています！」と言い切り、Fさんは肩を落としました。

　Fさんの相談は、「手術をしてくれないのはなぜか？ 手術をしてほしいのに自分はこれからどうしたらよいのか」という内容でした。

支援の手順と実際

1. 課題を探る

　まず、相談者（ここではFさん）の相談内容を （楽患チャート）（p.29）の分類に当てはめて考えてみます。

(1) 知識：さまざまな治療法があることを知っているが、診療ガイドライン、根拠に基づく医療（EBM）という言葉の意味がわからない。医師がどのように治療を選択し、患者に提案しているのかが理解できない

(2) 価値観：「多くの医師の提案は、自分の考えと何かが違う」というもどかしさがある

(3) 手段：自身の求める手術を提案してくれる医師に出会うまで医師の意見を求め続けている。すでに、あと2カ所の病院を予約している

(4) 感情：手術をしてほしいのにしてくれないもどかしさがある

　このように分類すると、Fさんの治療に関する「価値観」と「感情」がはっきりと言語化されていないことがわかってきました。

　そこで、私はFさんに以下の質問をしてみました。

Q1. 大きな困難に見舞われた際、これまでどのようにその困難と向き合ってきましたか？

Q2.「手術はできない」と言われて、どんな気持ちになりましたか？

Q3. なぜ、「手術できる」と言ったA病院で治療を受けないのですか？

　Fさんの答えは次のようなものでした。

A1. 大きな会社の役員をしていたため、困難に出合うことは数多くあっ

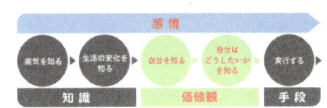

た。どんなに厳しい局面にあっても、決して
諦めないことをモットーにしてきた。負けるとわかっている裁判でも
勝ちにいく、それが私の生き様である

A2. 手術をしないと病気に負ける気がする。身体の中から悪い物を切って
出してしまわなければ、気分が悪くて仕方がない。抗がん剤治療など
別の方法では、腫瘍と共存しなくてはいけない。それでは自分らしく
ないと感じる

A3. A病院以外のすべての病院で「手術しない」と言われたのが決心を鈍
らせている。なぜ手術すると言う医師と、しないと言う医師がいるの
かがわからない。主治医に本当にお任せしてよいのかわからない

　ここで、Fさんの課題が2点見えてきました。
　1つ目の課題は、「**主治医とセカンドオピニオン先の医師の相反する意見
に納得することができない**」
　2つ目の課題は、「**がんに負けたくない、そのためには手術しかない、と
いう価値観が正しいのか迷っている**」
　という点であり、主に「価値観」が課題となっていました。

2．支援の方法を考える
　次に、⦅楽患チャート⦆に沿ってFさんへの支援方法を一緒に考えていきます。
（1）知識
　・診療ガイドラインやEBMがどのように成り立っているのか、医師は
　　どのように治療法を選択し患者へ説明しているのかを説明する
　・それぞれの治療法の効果、後遺症について整理する
（2）価値観
　・自身の価値観を言葉にして明確化（言語化）する
（3）手段
　・価値観の明確化に伴って、改めて手段について話し合う

（4）感情

・価値観の明確化に伴って、改めて感情について考える

　Ｆさんは「価値観」が課題となっていたため、この課題を解決し、自身の価値観を明確にできるように次のような支援をしました。

　診療ガイドラインやEBMがどのように成り立っているのか、医師はどのように治療法を選択し患者へ説明しているのかを話しました。特に、なぜ主治医が唯一「手術しましょう」と言ったのかを掘り下げました。すると、主治医は、以前、Ｆさんのような患者に手術をして成功した前例があると話していたことがわかりました。「Ｆさんが希望するのであれば、手術も検討できる」という説明だったようです。裏を返せば、「Ｆさんの希望がなければ手術はしない」ということでした。

　それぞれの治療法の効果、後遺症について整理しました。Ｆさんは手術で起こり得るデメリットについての理解は良好で、それでも手術にかけてみたいと決意を新たにしました。後日、Ｅ病院のセカンドオピニオン外来を受診し、Ｅ病院の放射線科医師は、放射線治療の前に「手術をする可能性もゼロではないのではないか」という見解を述べていたそうです。

　そこで、「太鼓判を押してもらえたら安心して手術ができる」とＦさんは話していました。「もしもＥ病院で手術ができないと言われても、やはり自分の身体の中にがん細胞があることに違和感を抱く。手術してくれる医師がいるのだから、手術を希望する。実はもうＡ病院での手術日も決まっていて、これから術前検査が始まる」と話しました。

3. Ｆさんの決断

　Ｆさんは計5カ所で医師の意見を聞き、「知識」を強化していきました。しかし、いくら知識が増えても、「なぜ医師ごとに意見が違うのか」という部分の理解ができずにいたことで納得に至りませんでした。

　また、自身の「価値観」を言葉にして明確化（言語化）することによって、自分の「感情」もはっきりとしたのだと思います。こうしたプロセス

を経て、医師の意見だけではなく、Fさんは手術を受けるという、自分自身が納得できる決断をすることができました。

　Fさんはその後、A病院で無事手術を受け、回復に向けて積極的に病と向き合っているとご家族から連絡をいただきました。

「価値観」の言語化は納得のためのプロセス

　「価値観」を言語化して何度も表現することは、自分自身が納得のいく決断をするためのプロセスの一部であり、「感情」ともつながっています。

- 「価値観」が課題となる場合は、相談者が自身の価値観を言葉にして明確化（言語化）できるように支援する
- 価値観を言語化することによって、自分自身が納得したうえで決断することができる

ことばの解説 ………………………………………………………………………………………

● 1　セカンドオピニオン　がんなどの診断や治療選択等について、現在診療を受けている主治医とは別に、違う医療機関の専門医に「第2の意見」を求めること。セカンドオピニオンを聞くことで病気や治療への理解がより深まり、納得して治療にのぞむことにつながる場合がある

● 2　サードオピニオン　セカンドオピニオンに続き、また別の医療機関で医師の意見を聞くこと

意思決定に「手段」が課題となる場合

──現在の治療について見直してみる

　ここでは、意思決定に「手段」が課題となる場合の支援について、具体的な事例をもとに考えていきましょう。

大腸がんが再発したＥさん

　Ｅさん、80代・男性のお話です。Ｅさんは定年退職後、妻と２人で東京近郊の自宅で静かに人生を過ごしていました。趣味を楽しみながら、近くに借りた狭い土地で畑仕事に精を出していました。お子さんたちは皆独立して家庭をもっており、近所に暮らしていました。

　昨夏、Ｅさんは急な腹痛に見舞われ、夜中に地域の大病院に救急搬送されました。腸穿孔を疑われて入院し、すぐに緊急手術を受けました。原因は大腸がんでした。手術の結果、幸い命は助かり、人工肛門にもなりませんでしたが、入院は１カ月以上に及びました。

　約１年後、再発し腹腔内と肝臓に転移が見つかりました。Ｅさんは再発のショックよりも、「もう一度入院することは嫌だ」という気持ちのほうが強く、積極的な治療を望みませんでした。

　Ｅさんの子どもたちは、経過観察のために月１回、真面目に外来通院をしていたにもかかわらず再発・転移したことに憤りを感じていました。なぜ、きちんと通院していたのに再発を止められなかったのか、予防的な治療をしなかったのか、地方だからできないのか、都心で最新の治療を受け

ていたらもっと違った結果になったのではないか、そう思っていました。

　そこで、Eさんは子どもたちを交えて家族会議を開くことになりました。そこに私が呼ばれ、会議への立ち合いを求められました。

　Eさんからの相談は、「入院したくないし治療も受けたくない。でも子どもたちからの、都心で治療を受けてほしいという期待がある。どうしたらよいのだろうか」というものでした。

支援の手順と実際

1. 課題を探る

　まず、相談者（ここではEさん）の相談内容を 楽患チャート （p.29）の分類に当てはめて考えてみます。

（1）**知識：**なぜ経過観察していたにもかかわらず再発・転移したのか、原因は何か、入院して行う以外の治療はないのか、について知りたい

（2）**価値観：**家にいたい。入院が必要となる治療は受けたくない

（3）**手段：**自分にとっても家族にとってもよいと思える治療があるのか、どこに相談してよいのかわからない

（4）**感情：**入院治療は受けたくないが、子どもたちが自分のためを思って提案してくれる気持ちをむげにしたくはない。できることがあるなら応えたい

　このように分類すると、Eさんは具体的な治療に関して「知識」と「手段」が不足していることがわかりました。また、家族をおもんばかり感情の揺らぎがあることもわかりました。

　そこで、私はEさんと家族と以下の点について話し合いました。

（1）**これまでの病気の経緯について**

（2）**子どもたちの進めたい治療内容について**

（3）**今の主治医の治療に対する考えについて**

話し合いの結果、以下のことが共有できました。

（1）Ｅさんと家族に救急搬送された際の医師からの説明を振り返ってもらいました。がんはすでにかなり進んでおり、手術したときにはおなかの中にがんが散らばっている状態であり、敗血症で亡くならなかったことが奇跡のようであったと言われた。進行がんであることから治ったわけではないという説明があったことを思い出した

（2）子どもたちは書籍などを調べて、都心で行われているラジオ波治療[1]が適応になるのではないかと考えていた。通院できる距離ではないので入院になるが、身体の負担が少ない最先端の治療をぜひ受けてほしいと思っていた

（3）子どもたちはＥさんの外来受診に同行していないため、主治医の治療方針についてはＥさんから聞いていたが、本人は「よくわからないよ」と答えるのみで、情報はほとんどもっていなかった。また、Ｅさんは「治療のためにと言って処方された薬を飲んだら気持ちが悪かったので飲むのを止めた」と話した。その薬を確認すると、経口抗がん剤だった。家族はこのことを知らなかった

ここで、Ｅさんの課題が2点見えてきました。
1つ目の課題は、「**病気や治療に対する理解が不十分である**」
2つ目の課題は、「**本人と家族の希望する治療にずれがある**」
という点であり、主に「手段」が課題となっていました。

2. 支援の方法を考える

次に、楽患チャート に沿ってＥさんへの支援方法を一緒に考えていきます。

（1）知識

・主治医の見解について、確認して共有する

・ラジオ波治療について調べる

（2）価値観

・自身の価値観と家族の価値観を共有する

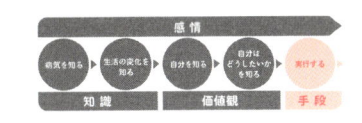

（3）手段

・ラジオ波治療を受けたい場合、どういう手段があるのかを調べる

（4）感情

・価値観の明確化に伴って、改めて感情について考える

　Ｅさんの場合、（1）がんが見つかったときから治療は困難であり、再発・転移は避けられないものであると主治医は考えていたこと、（2）予防的な治療の提示はなかったこと、（3）再発・転移がわかったときには経口抗がん剤の服用を提示されていたこと、（4）それ以外の治療法は提示されていないこと、を共有しました。また、ラジオ波治療などその他の治療法について主治医がどう思っているかは、直接、聞いてみないとわからないこと、治療はEBMに基づいて行われており、相談のあった当時、ラジオ波治療は大腸がんの再発・転移のガイドラインに含まれていなかったことも共有しました。

　さらに、ガイドラインに含まれていない治療を行いたい場合には、主治医にその適応を確認する必要があること、何よりも本人が行いたいという意思が明確でなければならないことを共有しました。Ｅさんには入院が必要でなければラジオ波治療を検討したい気持ちがあること、また、調べてみると都心まで行かなくても通院中の病院でラジオ波治療は受けられることがわかりました。

3. Ｅさんの決断

　経口抗がん剤でさえも不快感が強く、「継続の意欲はない」と言うＥさん。しかし、子どもたちの自分を思う気持ちをじっくりと聞き、「自宅近くの病院で入院しなくてもすむのなら、新しい治療について話を聞いてみてもよい」と思うようになりました。

　そこで次の外来受診時にお子さんに同行してもらい、ラジオ波治療について主治医と話し合うことになりました。子どもたちは父親が前向きに治療を検討してくれる気持ちになったこと、自宅近くでも治療を受けられる

ことがわかったことで今後に希望をつなぐことができたと喜んでいました。それを見たＥさんも、自分のことを子どもたちが心配してくれる気持ちがうれしく、治療に前向きな気持ちを持ちたいと話していました。

現実的な方法の検討が実現性のある「手段」となり、納得につながる

新しい治療などの「手段」を検討する際には、セカンドオピニオンなど外に目を向けがちですが、まずは一緒にこれまでの治療経過を見直し、主治医との話し合いを行うことが重要です。

「手段」を考える際は、現実的な方法を検討することが大切です。時間的・距離的・金銭的な課題を含めて考えていくことで実現性のある手段を見つけることができ、納得へとつながります。

■ 新しい治療法などの「手段」が課題となる場合は、まずはこれまでの治療経過を見直し、主治医との話し合いを行うことが重要である

ことばの解説 ………………………………………………………………………

● 1 ラジオ波治療　腫瘍に直径 1.5mm ほどの電極針を刺し、その先端から高周波を発生させることで熱によって腫瘍を壊死（熱凝固）させる治療法

意思決定に「感情」が課題となる場合

── 「理解」と「納得」のギャップを埋める

　ここでは、意思決定に「感情」が課題となる場合の支援について、具体的な事例をもとに考えていきましょう。

意識不明で救急搬送された姉を心配するＧさん

　Ｇさん（50代・男性）とお姉さんのお話です。Ｇさんには姉がいました。２人の家は近所で、事あるごとに頻繁に行き来する、仲のよい姉弟でした。

　季節は晩夏、電話での相談でした。Ｇさんはこう話し始めました。

　「先週、姉は原因不明の発熱を起こし、意識不明の重体となって救急搬送されました。私はその知らせを聞いて病院へ急ぎましたが、着いたときにはすでに集中治療室（ICU）に入院となっていました。今週になって主治医から、『お姉さんは脳炎を発症しています。いろいろな検査を行っていますが、原因を特定することができていない状態です。今、できる限りの治療はしていますが、いつ何があってもおかしくない状況です。覚悟してください』と言われました」

　「姉の家族は憔悴しきっており、主治医の言うことに納得できませんが反論することもできず泣いて暮らしています。私も主治医の言うことが信じられません。姉は人一倍健康に気を遣っていて、持病もありませんでした。原因がわからないのは、この病院や主治医の能力が劣っているからではないでしょうか？ もっとよい施設へ行けば、もっとよい検査や治療を

受けることができるのではないでしょうか？ 主治医は『このまま諦めて
くれ』と言っているようにしか聞こえません。私たちは諦めるなんてでき
ません。少なくともセカンドオピニオンを受け、治療を受けられる施設へ
移動させたいと思っています。どのようにしたらよいのでしょうか？』

支援の手順と実際

1．課題を探る

　まず、相談者（ここではGさん）の相談内容を （楽患チャート）（p.29）の分類に
当てはめて考えてみます。

（1）知識：姉は脳炎でICU入院中。原因は特定できず。持病はない

（2）価値観：姉の命を諦めたくない。そのためにはなんでもしたい

（3）手段：セカンドオピニオンを受けたいがどうしたらよいかわからない

（4）感情：原因不明、治療法がないとはどうしても信じられない

　このように分類すると、Gさんにはセカンドオピニオンを受けるのための
の具体的な手段が不足していることがわかりました。また、説明された内
容を信じることができないという気持ちでいることもわかりました。

　そこで、私はGさんと「感情」に焦点を絞って、以下の3点について話
し合うことにしました。

（1）なぜ主治医の言うことが信じられないのか

（2）今回の件についてGさんはどんな気持ちなのか

（3）転院は姉の状況から現実的だと思うか

　話し合いの結果、以下のことが共有できました。

（1）1カ所の病院・医師の言うことだけを信じてよいのかわからない。今
　　の病院に不信を感じる具体的な出来事があったわけではない。セカン
　　ドオピニオンが一般的になってきたとの報道を目にすることから、自
　　分たちのケースでも選択できるのではないかと思った

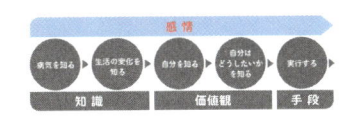

（2）姉が倒れる前夜、相談事があり、姉を呼び出
して外でかなり長い時間話し合いをしていた。姉は蚊にたくさん刺されていて、早く室内に戻りたそうにしていた。病院で主治医から、脳炎の原因は不明なことが多いが、虫に刺されたことが原因となることもあると聞いた。誰にも言えなかったけれど、自分のせいではないかと思っている。申し訳ない気持ちでいっぱいで、自分ができることを諦めてはいけないと思っている。自分は最後まで姉のために闘わなくていけない

（3）姉は人工呼吸器につながれており、とても動かせるような状況にはみえない。今にも亡くなってしまいそうなほど状態が悪そうにみえる。次の病院で治療ができるというよほどの確証がなければ、動かさないほうがよさそうに思う

ここで、Gさんの課題が2点見えてきました。
1つ目の課題は、「**病気や治療に対する理解が不十分である**」
2つ目の課題は、「**姉の病気の原因に自責の念を強く感じている**」
という点であり、Gさんは主に「感情」に課題があることがわかりました。

2．支援の方法を考える

次に、楽患チャートに沿ってGさんへの支援方法を一緒に考えていきます。

（1）知識
　・診断結果について、再度確認する

（2）価値観
　・感情を客観視し、改めて価値観について考える

（3）手段
　・姉を転院させることがベストな方法なのか、再度検討する

（4）感情
　・自分の気持ちや希望などを言葉にして聞いてもらい、客観視する

虫刺されは原因の1つである「かも」しれないけれども、Gさんのお姉さんの病気の原因はあくまでも不明であるという診断、加えて、現代の医学は完全ではなく、必ず原因がわかるわけではないことを共有しました。お姉さんの病気を自分のせいだと責めるGさんの言葉に時間をかけて耳を傾けました。

　仮に転院先が見つかっても、Gさんが感じているように重篤な状況の患者を移送することは心身への負担が大きく、移送することに明確なメリットがある場合にのみ検討されるだろうことを伝えました。ICUに入院中の患者さんの場合、そこまでのメリットをセカンドオピニオンで明確にできる可能性は限りなく低いだろうことをも共有しました。

3. Gさんの決断

　Gさんは、今の状況で転院は困難であり、これ以上できる治療がないだろうということは、うすうす感じていたとのことでした。しかし、自分自身を責める気持ちを誰にも話すことができず、その気持ちから自分に何ができるのかを考える中で、治療を求める気持ちが大きくなっていたことに気付きました。そして、今できることは新たな場所での治療を求めることではなく、今の病院で必要な治療を滞りなく受け、回復を願うことであると、ご自身の言葉で表現されました。

　Gさんは頭ではわかっていたことを、気持ちでは納得できない状況に陥っていたと考えられます。そのギャップがどこから生じているのかに焦点を当てながら、支援者が丁寧な傾聴を繰り返す中で、Gさんは「感情」に目を向けることができて、初めてそのギャップを埋めることができたのだと思います。

意思決定支援では「感情」を置き去りにしない

　「頭ではわかっていても気持ちが追いつかない」。これは、さまざまな状況で誰にでも起こり得ることです。意思決定を支援する際に、理路整然と

話を進め決定できたと思っても、後になってすっきりしない・後悔している・納得できないという思いにとらわれる患者さんや家族は少なくありません。

　そんなときは「感情」に焦点を当ててみましょう。「感情」を置き去りにしないことは、とても大切なポイントです。急性期にある患者や家族には、特に大切であると感じています。そして感情は日々変化します。だからこそ、意思決定は時間を置いて何度も行うことが大切だといわれるのです。

- 「感情」が課題となる場合は、支援者が丁寧な傾聴を繰り返し、相手の頭でわかっていることと気持ちのギャップを埋める支援をする
- 感情へ目を向けることは、急性期にある患者や家族には特に大切である
- 感情は日々変化するからこそ、意思決定は時間を置いて何度も行うことが大切である
- 意思決定支援では「感情」を置き去りにしない

中学生への「いのちの授業」

死をめぐる問いと多様性

　意思決定を考える際にいつも感じるのは、「答えは一つではない」ということです。同じ悩みであっても答えは人それぞれ。でも、そのことを私が本当に実感したのはつい最近のような気がします。若いころには、正しい答えは一つであり、最適な解答を得ることが最善であると捉えていたように思います。そして、自分はその答えを見つけることができるとも考えていました。

　人はどんなことがきっかけで多様性に気付くのでしょうか。私が多様性について深く考えた出来事についてご紹介しましょう。

「あなたは死ぬのが怖いですか？」「あなたは死を常に思いますか？」

　皆さんは、「いのちの授業」という言葉を聞いたことがありますか。

　いのちの授業とは、病気や死を間近に感じた人たちが、「生きるとはどういうことか」「死ぬとはどういうことか」を伝える授業です。「いのち」について語ることは、聞き手に生命を尊重する心、相手を思いやる心、そしていのちの大切さを思い起こすきっかけをつくることです。この授業の対象は、小中高生、社会人、患者体験者などさまざまです。

　私は 2009 年から、母校の中学 3 年生（約 250 人）に向けて 1 年に 1 回、いのちの授業を実施しています。2022 年も春の終わりごろに、母校でいのちの授業を行いました。約 1 時間、事前に実施したアンケート結果をもとに生徒に質問しながら、私の体験談を交えつつ進めました。

　事前アンケートには、「あなたは死ぬのが怖いですか？」という問いがあります。それに対する答えは、「YES」が 7 割。「NO」が 3 割。「わからない」は数人でした。ほかに、「あなたは死を常に思いますか？」という質問もあります。答えは、「YES」が 1 割未満。これは毎回同様の傾向で、1 人のこともあれば多くても数人です。一般的に、常に死を思う人は人口の数％といわれていますから、妥当な数字でしょう。

皆さんはこの結果を聞いてどう感じましたか。死が怖いと思う人の数が多いと捉えるでしょうか。常に死を思う人がいることに驚くでしょうか。

　私は、自分自身が死を常に思う人ですから、友人と話していた際、「死が怖くない人がいる！」という事実に驚愕した一人です。「死が怖い」というのは私の中では当たり前も当たり前。というより、人生の価値観の大元を占めていました。死が怖いからこそ今の職業を選択しましたし、私にとって死は日々の生き方に影響を与える大きな事柄でした。それなのに、世の中には死が怖くない人がいる！本当に衝撃でした。

　さらにアンケートは、「なぜ、死が怖いのですか？ もしくは怖くないのですか？」との問いに続きます。それに対する答えは、次のようなものでした。

「経験したことがないから怖い」

「経験したことがないから怖くない」

「わからないことだからすごく考える」

「わからないことだから考えても仕方がない」

　理由が同じでも、人によって回答が違うことが読みとれます。将来への不安や未知のものにどう対応するのかで、その人の思考の癖や考え方が推測できます。何がよいとか悪いとかではなく、その人の当たり前が、ほかの人にとっては当たり前ではないことが如実に表れるのです。

答えは一つではない―訪問看護で出会ったＴさんの話

　実際の授業の中で、私は訪問看護で出会ったＴさんのお話をします。Ｔさんは、第3章 事例4（p.75）のＫさんの妻です。Ｔさんは、50代の女性で大腸がん末期でした。社会人と大学生、高校3年生のお子さんがいます。

　もしもあなたが高校3年生で、海外の高校へ留学していたとしましょう。あなたはとても大切なテストを控えています。このテストの点数が、帰国後の大学受験に大きく影響するのです。そんなとき、Ｔさんの体調が急激に悪化しました。医師からは、会いたい人にはすぐ会っておくようにと言われました。Ｔさんは、海外留学中の息子とはこの1年会っていません。しかし、「私は息子が帰国する日まで絶対に死なない。何があっても生きているから大丈夫」と言って、Ｔさんは息子の帰国を認めようとはしませんでした。

　ここで質問です。「あなたが留学中の息子なら帰国しますか？しませんか？」

「母親に会いたいのは当然！ 絶対帰る」

「母親は、息子のために自分の気持ちを押し殺して『帰らないで』と言っているに違いない。母親のために帰る」

「もし私が帰らなければ、母親の命はそれまで永らえるかもしれない。だから、帰らない」

「母親の最期の願いを叶えてあげたいから、帰らない」

実際の生徒からは、このような返答が聞かれました。

Ｔさんの息子さんは帰国しませんでした。Ｔさんの体調は悪化の一途をたどります。しかし、Ｔさんは息子さんが帰国するまで生き続けました。そして、息子さんが帰国してから2週間後、かねて希望していたとおり、自宅で家族全員に囲まれて亡くなりました。Ｔさんの強さ。母としての責任感。息子さんやご家族が母を思う気持ち。すべてが本当に見事でした。Ｔさんが亡くなったあと、夫は「僕は妻に鍛えられました。彼女に出会えたことに感謝しています」と私たちに話してくださいました。

すぐに帰国しなかったことがよいことだった、という答えではありません。間に合わない可能性も十分にありました。また、もし息子さんが帰国したとしても、その選択は悪いことではないと思うのです。Ｔさんの心の奥には「言いたくても言えないものの、本当は今すぐ会いたい」という気持ちがあったかもしれません。息子だからこそ、その気持ちを推し量って帰国する、そんな道もあったでしょう。

「自分とは違う答えも受け止める」という姿勢

意思決定では、患者さんと家族の関係性や決定までのやりとりに大きな意味があります。また、何が正解かではなく、人はそれぞれさまざまな答えをもち、その答えが自分とは違っていても受け止めるという姿勢がとても大切であると思います。

生徒たちは、同級生が自分とは違う回答をする様子を見て、「どうして？」「信じられない！」と言いながら、自分と人とは違うのだということを肌で感じてくれます。こうした実感が、これからの彼らの意思決定に大きな影響をもたらしてくれたらうれしいな、と思います。

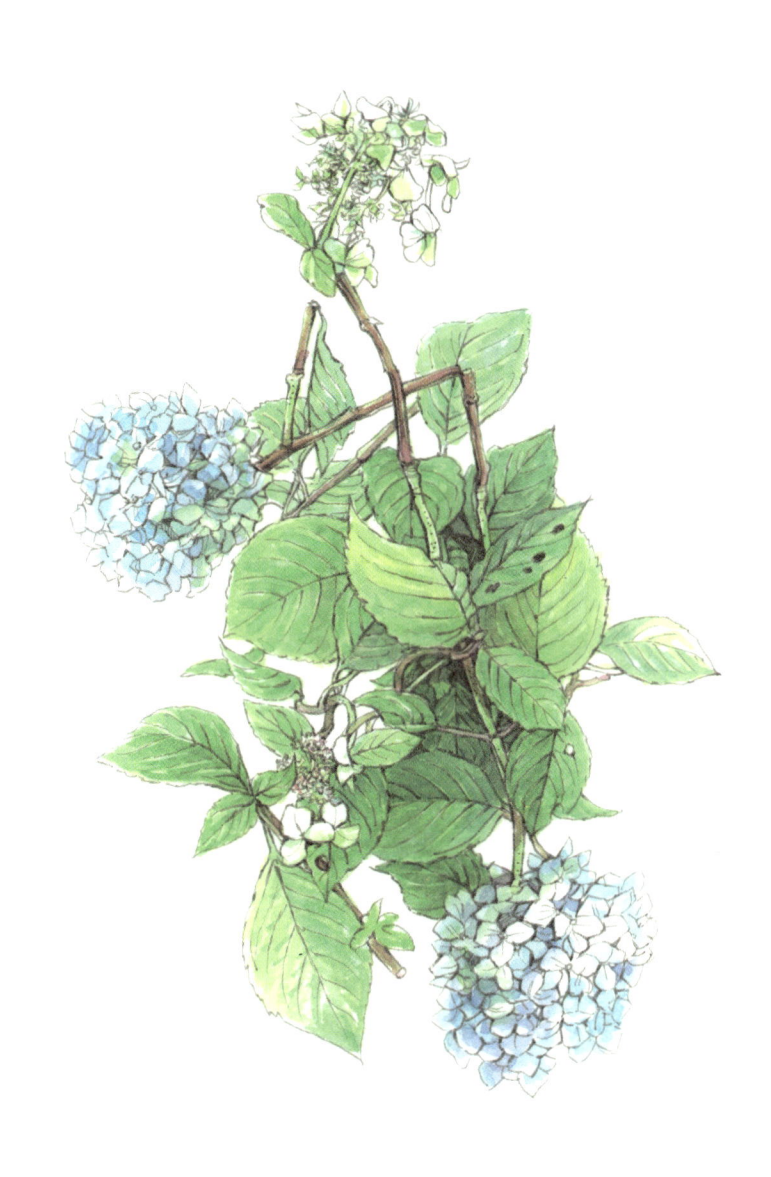

第 3 章

患者・家族からの
意思決定支援の
相談事例10

事例 1　意思決定に「知識」が課題となる場合 ①

「がんの専門病院を、
セカンドオピニオンではなく
初診から受け直したい」

——地元の病院で膵がんと診断された H さんからの相談

これまでの経緯

　H さんは 60 代の男性。地元の病院で膵がんと告知されたときには、すでに肺、肝臓、腹膜、リンパ節に多発転移がみられました。家族は 60 代の妻と 40 代の息子で、3 人暮らしでした。

　電話で本人から相談依頼があり、東京の相談室まで家族 3 人でいらっしゃいました。H さんは地方都市に住んでいるため、「東京までの移動は体力的に厳しくありませんか？」と聞いたところ、運転は息子がしてくれるし、頻繁に東京には車で来ているから問題ないとのことでした。

　H さんは年の初めに地元の病院でがんと診断され、「手術はできない。通院して飲み薬か点滴の抗がん剤、どちらかよいほうの治療を選択してください。どちらにしても並行して緩和ケアは行っていきましょう」と主治医に言われました。また、「放射線治療は効果がないが、希望すれば放射線科の外来を紹介します」とも言われました。主治医は話しやすい人で、希望があれば紹介状はすぐに書いてくれるとのことでした。

H さんからの相談

　「主治医はすぐにセカンドオピニオンの紹介状を書くと言っていました

が、免疫療法●1 や先進医療（陽子線治療●2）についての情報を一切教えてくれません。自分で調べてもどこの病院で何が受けられるのか、どの治療を選んでよいのかよくわかりません。こうした治療法について、なぜ自分で調べなくてはいけないのでしょうか。プロである主治医が適切なところを紹介してくれるのが当然のことだと思うのですが、不親切で憤りを感じます。毎日インターネットとにらめっこをしていて、眠りも不十分です」

「陽子線治療をしてくれる東京のAがんセンターは、地方の病院とは設備も違うと思います。初めからこの病院にかかっていれば、陽子線治療について調べる必要もなかったでしょうし、すべての科の医師が集まって私の治療を検討してくれるはずです。できれば診断から、もう一度こうした最先端の病院での検査を受けたいのです。そうすれば、違った治療の選択肢が出てくるかもしれません。主治医は紹介状を書いてくれると言っていましたが、Aがんセンターを紹介状なしで受け直しても大丈夫でしょうか」

「私は挑戦しないとだめなのではないかと思っているんです。できることがあるのに、何もしなかったなんて後悔はしたくないんです。仕事は大分前に辞めて、趣味の旅行にも家族でたくさん行きました。心残りはありません。あとは、やれる治療を積極的に受けて生きたいのです。抗がん剤治療はもちろんやるつもりです。ただ、その前にセカンドオピニオンではなく、最初からAがんセンターを受け直したいのですが、大丈夫でしょうか。ほかにお勧めの治療法はありませんか？」

1. 課題を探る

Hさんの課題を整理する

まず、Hさんの相談内容を （楽患チャート）（p.29）の分類に当てはめて考えてみました。

（1）知識

・効果が期待できる治療として抗がん剤治療を勧められ、経口か点滴かを選択するように言われている

- ・放射線治療は効果がないと言われている
- ・東京のＡがんセンターでは陽子線治療を提供している

（2）価値観

- ・治療に挑戦して生きていきたい
- ・診断から治療まで最先端の病院で受けたい
- ・人生に心残りはない

（3）手段

- ・初診からＡがんセンターを受け直したい

（4）感情

- ・何も治療をしなければ後悔することになるだろう
- ・あらゆる治療の可能性を探りたい

　Ｈさんは、インターネットを駆使して大量の情報を得ていました。また、主治医ともよく話し合っていましたが、「初診から他病院を受け直したい」ということだけは伝えていませんでした。

Ｈさんの課題

　ここで、Ｈさんの課題が２点見えてきました。
　１つ目の課題は、「**Ｈさんの言う『治療』が何を意味するのかが曖昧である**」
　２つ目の課題は、「**Ｈさんの東京の病院に対する『期待』が非常に大きい**」
という点であり、主に「知識」に課題があると考えられました。

2. 支援の方法を考える

　次に、 楽患チャート に沿ってＨさんへの支援方法を一緒に考えていきました。

（1）知識

- ・地方と東京の医療体制の違いを整理し、双方のメリットとデメリットについて考える

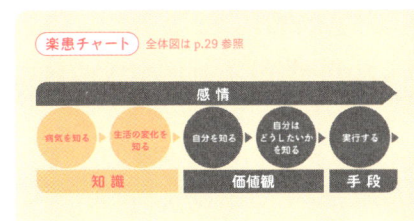

楽患チャート 全体図は p.29 参照

課題①
「Hさんの言う『治療』が何を意味するのかが曖昧である」

課題②
「Hさんの東京の病院に対する『期待』が非常に大きい」

主な課題は「知識」

・現在の主治医に関する情報を整理する

（2）価値観

・感情を整理したうえで、改めて価値観について考える

（3）手段

・Aがんセンターを受け直す場合のメリットとデメリットを整理する

（4）感情

・Aがんセンターを受け直すことにこだわる理由を掘り下げる

　まず、地方と東京、どちらも基本的な医療体制は同じであることを整理しました。（1）診療拠点病院であれば標準治療を行う、（2）科ごとに診療を行っており、すべての外来患者に一から全科が関わって治療法を検討する体制ではない、（3）標準治療以外の治療法は、こちらが希望しない限り積極的には医師から提示されない——ということを伝えました。

　現在の主治医に関する情報を整理しました。主治医は、①積極的に他科への受診を促し、そのメリットとデメリットについて説明している、②セカンドオピニオンについても希望すればすぐに紹介状を書いてくれる、③標準治療以外の治療について質問すれば、主治医の知り得る範囲内でのメリットとデメリットについて説明し見解を述べている——といった点が確認できました。これらのことから、Hさんが地方にいるがゆえに東京の病院よりもデメリットを被っているという根拠は見当たりませんでした。

　それでもHさんは、Aがんセンターを受け直すことにこだわったため、私はその理由に焦点を絞って会話を進めました。すると、Hさんには「自分はもしかしたらがんではないのかもしれない」「ほかの病院であれば間違

いに気付いてくれるかもしれない」という思いがあったことがわかりました。その言葉にはご家族も驚いていましたが、奇跡にかけたいというHさんの気持ちには寄り添いたいと思っていました。

そこで、実際にAがんセンターを受け直す際のメリットとデメリットについて整理していきました。この場合のメリットは、①改めて診断してもらうことができる、②Hさんもそれで納得して治療に向かうことができる――という2点です。一方のデメリットは、時間がかかることです。Hさんのがんは見つかった際には進行しており、すぐにでも抗がん剤の治療を受ける必要がありました。「並行して緩和ケアを行っていきましょう」と言う医師の言葉が何を意味するのかを改めて話し合いました。すると、Hさんは「抗がん剤治療は受けても受けなくてもよいと言われたこともある」と話し始めました。これは、Hさんのがんの状態が非常に厳しいものであることを物語っているエピソードでした。

3. Hさんの決断

Hさんは、話しながら治療を受ける時期を先送りすることが得策ではないことを徐々に実感していったようです。「病名がわかるまでにすでに数カ月が経っており、これから他院で初診を受けると治療にたどりつくまでにまた同じ時間をかけることになる、それは得策ではない」と言うようになりました。ただし、東京の病院への期待は非常に大きく、陽子線治療の適応があるかどうかだけでも検討したいとの思いがありました。

一緒にいた家族も、「お父さんが受けたい治療を応援したい。遠方でも、お金がかかっても実現したい」という思いでした。家族にとってHさんはかけがえのない人。その人を失いたくない、チャレンジしたい、というの強い思いが伝わってきました。

そこで私は、もう一度、標準治療について説明しました。そして、「抗がん剤治療をするという選択自体が、今のHさんの状況ではチャレンジである」ことも伝えました。「目の前の治療に専念すること、それが今、一番早

くできるチャレンジである」と伝えたのです。それによってHさんは目からうろが落ちたようでした。

　こうしてHさんは、今すぐに自分にできるベストの治療は抗がん剤治療であり、抗がん剤治療の開始が遅れないように配慮して、陽子線治療を受けられるかどうかを検討する、つまり、Aがんセンターでセカンドオピニオンを受けることになりました。

Hさんのその後

　Hさんからは、Aがんセンターでセカンドオピニオンを受けることができることになったが、一度の問い合わせでは受診日を決めることができずかなり時間がかかっていること、また、これらの状況を主治医にも話して治療計画を立ててもらっていることなど、何度か連絡がありました。「こんなに時間がかかるとは思わなかった。何も治療を進めていなかったら不安で仕方なくなってしまったと思う。相談してよかった」というお話でした。

> **事例を振り返って**
>
> ### 無謀と思えるような要望にも理由がある
>
> 　相談において無謀と思えるような要望をされる方は時々います。忙しい通常業務の中でそういう方に出会うと気持ちが疲弊し、対応に困難を感じると思います。しかし、そういう方は無謀な要望をせざるを得ないほど追い詰められていたり、不信感をもっていることがほとんどです。その多くは正しい知識がないことが原因です。困難事例であればあるほど、なぜこのような要望をされるのか、基本に立ち返り、話し合って正しい知識を共有していくことが大切であると感じました。

ことばの解説 ....

● 1　**免疫療法**　免疫力を利用してがんを攻撃する治療法

● 2　**陽子線治療**　放射線治療法の一つで、水素の原子核である陽子を加速してエネルギーを高めてできる陽子線（粒子線）を照射する治療法

事例2　意思決定に「知識」が課題となる場合 ②

「母を自宅に連れて帰りたい。
胃ろうは造るべきか」

── 脳梗塞を患う患者の息子・Ｉさんからの相談

これまでの経緯

　この事例の相談者は、患者さん本人ではなく患者さんの息子（家族）です。Ｊさん（50代前半・男性）は、脳梗塞を患う母（80代前半）と父の3人暮らしです。Ｉさんの母は一昨年、呂律が回らなくなり病院を受診。軽い脳梗塞と診断されました。入院して治療をした結果、幸運なことに特に大きな後遺症も残らずにもとの生活に戻ることができました。しかし、入院中の検査で脳梗塞の原因は血栓であろうと推測されたため、退院後に精密検査を受けたところ、卵巣がんが見つかりました。そのため、卵巣がんの手術、抗がん剤など、次々と治療を受けることになりました。

　1カ月前、抗がん剤治療中であったＩさんの母は、前回同様、自宅で呂律が回らなくなり救急外来を受診。CT検査の結果、脳梗塞と診断され、そのまま入院しました。入院後は、呂律が回らないほかは特に問題なく過ごしていたものの、入院3日目、院内のトイレで倒れているところを巡回していた看護師が発見しました。医師からは、「3回目の脳梗塞で、危険な状態」と言われ、抗凝固薬の投与が開始されました。このとき、CT検査はしなかったそうです。

　それから2週間が経過。Ｉさんの母は言葉を発することができず、1日のほとんどを眠って過ごしています。医師からは「問いかけに反応はない」と言われましたが、家族からすると反応しているように感じます。リハビ

リはしておらず、病院での治療は栄養輸液と抗凝固薬の点滴のみ。主治医から、「今後、栄養補給の手段を点滴から胃ろうにするかどうか、次回の面会までに決めてきてほしい」と言われました。

息子・I さんからの相談

I さんはあまりに突然な話に動揺し、どこに相談してよいのかわからずインターネットで脳梗塞や胃ろうについて調べました。しかし、知りたい答えは見つからず、藁にもすがる気持ちで医療コーディネーターによる医療相談を見つけ、申し込みの電話をかけたことで私とつながりました。

I さんは、「どうしたらよいのでしょうか? 胃ろうではなく、点滴を続けたり鼻から管を入れたりするほうがよいのでしょうか?」「母はいつ治るのでしょうか? 主治医からは『これ以上できることはない』と言われましたが、それは本当なのでしょうか?」「なぜ、3 回目に倒れたあと、CT を撮ってくれなかったのでしょうか?」と、相談者である私に矢継ぎ早に質問を投げかけてきました。

また、I さんの父は頻繁に病院へ通っているそうです。I さんも毎日仕事帰りに寄っているものの、短時間しか面会できていません。I さんには弟がいますが、少し遠方に住んでいることもあって、休みの日にしか母と会えないとのこと。

I さんからの相談は、「今の主治医は何を聞いてもあまり説明してくれず、以前の主治医とは違って信頼できない。もし本当に治らないのであれば、母を自宅に連れて帰りたいと思っています。その場合、胃ろうはどうしたらよいのでしょうか?」という内容でした。

---

1. 課題を探る

I さんの課題を整理する

まず、I さんの相談内容を (楽患チャート) (p.29) の分類に当てはめて考えて

みました。

（1）知識

- ・主治医から「これ以上できることはない」と言われたが、それは本当なのか
- ・いつ治るのか
- ・なぜCTを撮ってもらえないのか
- ・胃ろうは造ったほうがよいのか

（2）価値観

- ・父は頻繁に病院へ通っている。Iさんも毎日仕事帰りに寄っている
- ・治らないのであれば自宅に連れて帰りたい

（3）手段

- ・主治医に「胃ろう造設するかどうかを次回の面会までに決めてきてほしい」と言われた

（4）感情

- ・家族からすると、母は問いかけに反応しているように見える
- ・主治医はあまり説明してくれず、信頼できない

I さんの課題

ここで、Iさんの課題が2点見えてきました。

1つ目の課題は、「**決定に至るための情報がそろっていない**」

2つ目の課題は、「**医療者との信頼関係を構築できていない**」

という点でした。主に「知識」に課題があると考えられました 。

2. 支援の方法を考える

次に、 楽患チャート に沿ってIさんへの支援方法を一緒に考えていきました。

（1）知識

- ・主治医に連絡を取り、もう一度説明をしてもらう時間を設ける

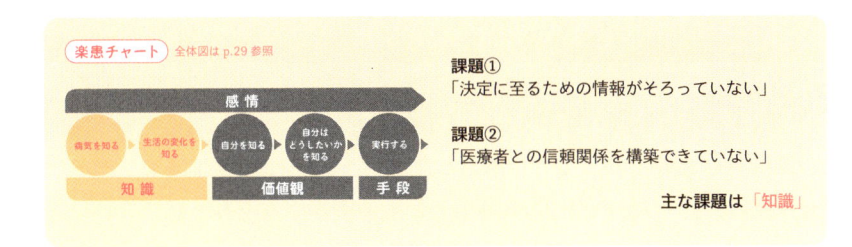

（2）価値観

・療養場所や治療に対する本人の希望について想像する

（3）手段

・「次回の面会までには結論を出せない」ということを、理由とともに
主治医に伝える

（4）感情

・家族の思いを医療者側へ伝え、共有する

・主治医と信頼関係を構築するためには何をしたらよいのか考える

　1つ目の課題である「決定に至るための情報がそろっていない」については、具体的に確認したいことが複数あるにもかかわらず、主治医から必要な情報を得られていないため、決めることができない状況であることをJさんと共有しました。

　そこで、主治医からもう一度説明を聞く場を設けることを提案しました。そして、その前に家族全員で、それぞれが主治医に聞きたい点を整理し、準備しておくことを勧めました。その際、「もしも今お母様が話すことができるなら、この状況で何を知りたいのか、どこでどのように療養したいと思っているのか」なども想像してほしいとアドバイスしました。

　2つ目の課題は、「医療者との信頼関係を構築できていない」でした。これについては、まずは1つ目の課題をクリアすることが重要であるという結論に達しました。信頼関係構築の根本となり得る話し合いを行い、主治医と意見をやり取りする中で信頼関係を築いていくことに期待することにしました。

早速、Iさんは病院へ電話をし、主治医に「もう一度、病状について説明してほしい」と申し出ました。電話した翌日、CT検査が実施され、その次の日に話し合いの場が設けられました。主治医がすんなりと話し合いに応じてくれたことに拍子抜けしたそうですが、Iさん、父、弟の家族全員で医師からの説明を聞くことになりました。

Iさんのその後

主治医との面談では、まず前日に行われたCT検査の結果に関する説明がありました。主治医は開口一番、「CT検査の結果、脳梗塞は進行している部位があるようです。抗凝固薬の量を2倍にしましょうか?」と提案しました。Iさんが「2倍にしても大丈夫なのですか?」と尋ねると、「それでは1.5倍にしましょう」と言ったそうです。

Iさんはリハビリテーションについても聞いてみましたが、「今はその時期ではない」との返答でした。最後に胃ろうに関して質問すると、「胃ろうについては、治療が一段落してからまた考えましょう」と言われてしまいました。

息子・Iさんからの2度目の相談

主治医との面談後、私はIさんから2度目の相談を受けました。抗凝固薬の量が増えてから10日ほどが経過しています。Iさんは次のように話しました。

「母は今、話しかけると目を開けてこちらを見て、私たち(Iさんをはじめとする家族)を認識できているように感じますが、話すことはできません。声もほとんど出せません。先週は微熱が出て、2日ほどで熱が下がりました。発熱があってすぐに尿道カテーテルが抜かれました。これは車椅

子に座る練習をするために邪魔な管を抜いたということでしょうか？ 回復の兆しが見えたと思っていいのでしょうか？ 抗凝固薬を増量したので、その効果が出るのを待つ以外にできることはないのでしょうか？ リハビリは病院ではやってもらえないということだったので、先日、岩本さんに教えていただいたマッサージを母の面会に行くたびに家族みんなで少しずつやっています。熱が出たときも病院は何もしてくれませんでした。家族で交互に面会に行って、一生懸命冷やしてあげました。そのおかげで熱が下がったのだと思います。

主治医と面談したものの、結果としては余計に不信感が増してしまいました。そして、今の治療が正しいのか疑問に思ってしまいます。何もしてもらっていないように感じています。セカンドオピニオンを受けたほうがよいのでしょうか？ いっそ転院したほうがよいのではないかとも考えているのですが、どう思いますか？」と相談されました。

4. 課題を探る（2 回目）

I さんの課題を整理する

　I さんの 2 度目の相談内容を （楽患チャート）（p.29）の分類に当てはめて考えてみました。

（1）知識
- ・脳梗塞に対して、さらなる治療が必要な状況である
- ・今はリハビリをする時期ではない
- ・胃ろうについては、治療が一段落してからまた考える

（2）価値観
- ・I さんをはじめ、家族は頻繁に面会に行っている
- ・大切な母にできる限りのよいことをしてあげたい

（3）手段
- ・セカンドオピニオン、もしくは転院を検討したい

（4）感情

・主治医と話し合いを重ねても信頼することができない

・もっとよい環境、ケアの中で治療を受けさせたい

Ｉさんの課題

ここで、Ｉさんの課題が2点見えてきました。

1つ目の課題は、「**医療者との信頼関係がない**」

2つ目の課題は、「**今後の療養場所をどうするか**」

という点であり、主に「感情」に課題があると考えられました。

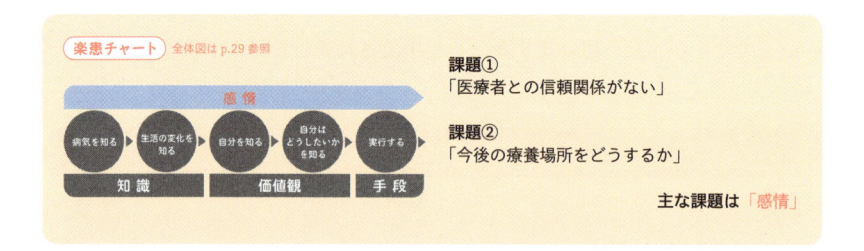

課題①
「医療者との信頼関係がない」

課題②
「今後の療養場所をどうするか」

主な課題は「感情」

5. 支援の方法を考える（2回目）

次に、楽患チャート に沿ってＩさんへの支援方法を一緒に考えていきました。

（1）知識

・治療内容やリハビリの必要性について、主治医以外の意見を聞く必要があるなら、セカンドオピニオンもしくは転院を検討する

（2）価値観

・療養場所や治療に対する本人の希望について想像する

（3）手段

・卵巣がんの治療をしていた病院の主治医（A医師）に相談してみる

（4）感情

・現在の主治医に治療を継続してほしくないこともあり、信頼関係があ

る医療者と治療を進める方法を検討する

　1つ目の課題である「医療者との信頼関係がない」については、面談をしたにもかかわらず、Ｉさんをはじめとする家族と主治医との信頼関係を回復することはできませんでした。今後も治療が必要であれば、信頼できる医療者に依頼したいという希望がありました。そこで、もともと母の卵巣がんの治療をしていた病院の主治医・Ａ医師を思い出したそうです。Ｉさんは今回の緊急入院の件をＡ医師に報告していました。その際、Ａ医師は「何か困ったことがあったら、いつでも相談してください」と言ってくれたそうです。Ｉさんは、今後の治療についてＡ医師に相談してみることにしました。

　2つ目の課題は、「今後の治療をどうするか」でした。Ｉさんの母は、これまで長い間治療を受けてきた方でした。ただ、今後どうなったら治療をやめたいかなどを家族で話し合ったことはなかったそうです。母の希望を家族で推測した結果、「家族と一緒に過ごしたい。家に帰りたい」と思っているだろうとの結論に至りました。「そのためにできることがあるのなら、一生懸命取り組みたい」というのが家族の一致した意見でした。

6. Ｉさんの決断（2回目）

　早速、Ｉさんはａ医師に連絡し、治療内容について相談しました。ほかの家族も、Ａ医師へ信頼感を抱いていたことから、話し合いはＩさんに任せるという選択をしました。

　Ａ医師はＩさんの母のＣＴ画像を見て、抗凝固薬による治療は継続したほうがよいこと、このままＡ医師が所属する病院に転院して治療を継続できることを伝えました。そのことをＩさんが本人に報告したところ、笑顔になったそうです。

I さんのその後

その後、すぐにIさんの母は転院し、治療を継続することになりました。Iさんは「諦めなくてよかった。面会に行くには少し遠くなりましたが、これで今後について考えていくことができます。本当にありがとうございました」と感謝の意を述べてくださいました。

事例を振り返って

医療者との信頼関係の影響は大きい

Iさんの事例は、「医療者との信頼関係」が治療に大きく影響することを改めて考えさせられるものでした。人が何かを選ぶという行為は、究極の自由であり、その人らしさ、つまり尊厳につながります。私たち看護師が意思決定を支援することは、患者さんの尊厳を支える大切な看護行為だと思っています。看護師にとって意思決定支援が、楽しく、やりがいのある看護として広まっていくことを願っています。

事例 3　意思決定に「価値観」が課題となる場合 ①

「療養中の夫の主治医に不満！
もっといい病院に移ってほしい」

—— 濾胞性悪性リンパ腫を患う患者の妻・J さんからの相談

これまでの経緯

　この事例の相談者は、患者さん本人ではなく患者さんの妻（家族）です。J さんは 60 代の女性。同年代の夫ががんに罹患しています。J さんの夫は濾胞性悪性リンパ腫と告知され、現在抗がん剤治療中です。地方都市にお住まいで、J さんの夫は会社勤めをしながら外来通院をされていました。

妻・J さんからの相談

　J さんは、夫に内緒で相談の電話をかけていらっしゃいました。J さんは開口一番、早口で夫の主治医に対する不信感・不満を語られました。

　「首都圏とは違って、地方の病院では医師の体制が整っていないため、プロトコルに沿った抗がん剤治療を受けることができない」

　「貧血の値が通常の 3 分の 1 しかないので、血が不足している。この状態で治療を続けるなんて危ないのに医師は続けると言う」

　「夫は治療中にもかかわらずたばこをやめない。医師もそのことを知っているのに、夫にやめるよう促してくれない。それでも医者といえるのか」

　「食事療法や運動療法など、治療以外にやれることはたくさんあるはずなのに提案してもらえない」

　「私は県立がんセンターまで行って食事療法について調べ、夫のために

食事をつくっている。一般の人でも入手できる情報を病院が教えてくれないなんて怠慢ではないか」

　など、こちらが質問する間もなく矢継ぎ早に１時間ほど話し続けました。

　Ｊさんが話し終えたあと、私は今の治療と医療者に対するＪさんの夫の意向について確認をしてみました。それによって、Ｊさんの夫は、（1）今の治療が現実的な選択肢であると思っている、（2）主治医を代えることには労力がいる（病院を変えると遠方に通わなければいけなくなるため、仕事に支障を来す）と考えている──ということがわかりました。

　Ｊさんの相談は、「夫にセカンドオピニオンを受けてほしい。可能であれば転院してほしいという強い希望がある。しかし、そのことを夫に伝えても了承してもらえない。夫は今の治療に満足していないのにもかかわらず、諦めてしまっている。夫の気持ちを変え、転院してもらうにはどうしたらよいか」というものでした。

1. 課題を探る

Ｊさんの課題を整理する

　まず、Ｊさんの相談内容を（楽患チャート）（p.29）の分類に当てはめて考えてみました。

（1）知識

- ・抗がん剤治療のプロトコルをネットで調べ、食事療法やたばこの弊害などについて詳しく治療に対して積極的に情報収集している
- ・一方で、貧血の指標であるヘモグロビンの値が正常値の半分になったことを全身の血液が半分になったと理解しており、正しい医療知識は不足している

（2）価値観

- ・夫に適切な治療を受けてもらいたい
- ・しかるべき医療者からの情報提供に重きを置いている

（3）手段

- 夫にセカンドオピニオンを受けさせたい

（4）感情

- 医療者への怒りや不信感・不満がある
- 夫の意向とは違っていても、Jさんの考える最善のことを成し遂げたい

Jさんの課題

ここで、Jさんの課題が2点見えてきました。

1つ目の課題は、「**Jさんと夫の意向がかみ合っていない**」

2つ目の課題は、「**Jさんの怒りがもたらすデメリットを自覚していない**」

という点であり、主に「価値観」に課題があると考えられました 。

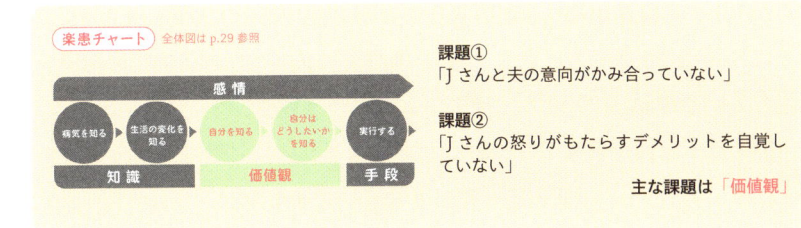

2. 支援の方法を考える

次に、楽患チャート に沿ってJさんへの支援方法を一緒に考えていきました。

（1）知識

- 意思決定支援の原則について、再度説明する

（2）価値観

- 夫の状況について整理し、価値観を知る
- 夫の価値観と自身の価値観と照らし合わせる

（3）手段
・セカンドオピニオンを受ける際の方法を検討する

（4）感情
・夫の価値観を知ったうえで、感情を整理する

　まず、この事例は患者本人からの相談ではありません。そのため、Jさんには治療にかかわる決定はご本人が行うものであるため、ご本人の決定を支援するご相談であればお受けするということを伝えていましたが、Jさんの相談内容は「患者本人（夫）の決定を変えるためにはどうしたらよいか」というものでした。

　そこで、再度、「医療に関する決定は本人が決めることが原則であること」「Jさんとご本人の意向が違うのであれば、まずはご本人がどういった気持ちで今の治療を受けており、今後の展望についてどのように考えているのかをJさん自身が知り、理解することが必要である」と話しました。

　それと同時にJさんと、（1）ご本人（Jさんの夫）が今の病院での治療を継続している理由、（2）今の主治医でよいという理由、（3）セカンドオピニオンを受ける意向があるのか、あるとすればどういうときなのか──という3点を、（楽患チャート）に沿って一緒に考えていきました。

　その結果、夫の状況は次のように分類することができました。

（1）知識
・妻が調べた抗がん剤治療のプロトコル、食事療法、たばこの弊害については理解している
・医療知識の有無、理解度については不明である

（2）価値観
・今の仕事を継続したい
・仕事と両立できる治療を受けたい

（3）手段
・仕事に支障が出ないように、仕事場に近い今の病院に通い続けたい

- 仕事のために、今の主治医とうまくやっていきたい
- 主治医との関係や今の治療に問題が出ないのであれば、セカンドオピニオンも受けてみたい
- 骨髄穿刺の処置が何よりの苦痛。できれば受けたくない

　このように整理したことで、ご本人（夫）とJさんとの間には価値観に大きな違いがあることがわかりました。

　そこで、Jさんにはご本人の価値観を大切にすることが、ひいては本人がJさんの言葉に耳を傾けるきっかけとなることを伝えました。初めから転院を目指すことは難しくても、セカンドオピニオンであればご本人も受け入れる気持ちがあるため、まずはそこを目指してみるのはどうかとJさんに提案しました。さらに、セカンドオピニオンの紹介状の作成を主治医に依頼するためにはどうしたらよいかについて具体的に考えていくことにしました。

3. Jさんの決断

　まず、Jさんの夫は骨髄穿刺を何度も受けたくないと思っていること、また、あと少しで今の治療のめどが立つことがわかったため、「治療が一段落したところで、骨髄穿刺の直近の結果をもってセカンドオピニオンを受けることをご本人に提案してはどうか？」と話しました。すると、Jさんは「それなら受け入れてもらえそう」と言いました。そして、「このまま治療を続けるのであれば、今の主治医とあまりもめないほうがよい。当分、夫の病院へ行くことはやめておきます」と話されました。

　相談の最後に、Jさんはこう話し始めました。

　「実は、私は今まで、がんセンター、自治体や、今の病院の患者相談室、民間のNPOなど、ありとあらゆるがん相談に電話をしてきました。しかし、どこに相談しても『ご主人の治療なのだから本人のよいようにやらせなさい。あなたがやっていることは独りよがりでご本人を追い詰めていま

す』と同じことを言われてきました」

　Jさんは夫のためを思って行動していたにもかかわらず、まるでクレーマーのような捉え方をされ、夫の邪魔者のような扱いをされたと感じ、非常に傷付いたそうです。

　「でも、今日はゆっくりと話を聞いてもらい、私がしていることが夫のためであって自分のためではないことを肯定してもらい、気持ちが救われました。やっとわかってもらえた、そう思えました。私も夫の気持ちを理解したい。でも、セカンドオピニオンは受けてもらいたい。今はそう思っています。そのために、主治医を責めるのではなく、夫が受け入れやすいタイミングを見計らって提供できるようセカンドオピニオンを受ける準備をしていきます。これからは、今、私にできることをやっていきたいと思います」

Jさんのその後

　Jさんからその後を知らせる電話はありませんでした。今でもいろいろな相談場所に電話をかける日々が続いているのか、もしくは夫の気持ちを理解するためにコミュニケーションを深めているのか、また、夫がその後どうなったのかは知るすべがありません。今回の支援が、Jさんご夫妻が半歩でも前に進めるきっかけになったことを祈っています。

事例を振り返って

家族には家族の苦しみがある

　本人の意思決定と家族の意思が違う場合、相談を受ける側は、「主役は患者さん本人」との考えから、つい正論を家族にぶつけてしまいがちです。しかし、家族には家族の苦しみがあり、また、家族の思いが時に本人を苦しめる場合があります。こういった状況についてわかりやすく家族に伝え、家族には今できることに注力してもらうよう促していくことも、相談を受ける側の大切なスキルであると改めて感じました。

事例 4　意思決定に「価値観」が課題となる場合 ②

「必要だとわかっていても、妻の緩和ケア病棟への申し込みができない」

── 大腸がんを患う患者の夫・K さんからの相談

これまでの経緯

　この事例の相談者は、患者さん本人ではなく患者さんの夫（家族）です。K さんは 50 代の男性。同年代の妻が大腸がんに罹患しています。夫婦のほかにまだ学生の 3 人のお子さんがおり、妻は家業である会社の経理を手伝っていました。

　私は、患者の通院先の大学病院からの依頼で、訪問看護師として K さん宅に伺っていました。K さんの妻は訪問開始当初より食事がとれず、頻繁に嘔吐していました。病院主治医は「食事摂取が困難なため点滴をする必要があるが、訪問診療で点滴をしてもよいし、毎日通院して点滴をしてもよい」という考えでした。嘔吐が頻繁で、薬剤の内服は難しい状態だったため、自宅で点滴をするか通院するかをすぐに決める必要がありました。

　妻の希望は、(1) 自宅で点滴をするのでも通院でもどちらでもよい、(2) ただし絶対に入院はしたくない、(3) 仕事は続けたい、というものでした。そこで、家にいる時間を最も長くとれる手段を本人と一緒に考えた結果、主治医に自宅で無理なく栄養と必要な薬剤を摂取できる方法を希望することとし、主治医に伝えました。ほどなく主治医からは、一時入院して 24 時間点滴ができるように処置をし、訪問診療を導入してはどうかとの提案がありました。

Kさんの妻は「家に長くいるために必要ならば」とすぐに入院しました。そして、自宅で点滴ができるようになりました。訪問診療を導入し、点滴を利用するようになって、これまで、食べられない、飲めない、薬が効かないことにより痛みや不眠に悩まされてきましたが、これらの症状は改善し、体調も安定しました。そして、仕事にも復帰することができました。その後、自分の誕生会を自宅で開いたり、コンサートに出かけたり、友人宅で麻雀をしたり、たばこを吸ったり（！）と、Kさんの妻は生活を謳歌していました。しかしながら、体調は少しずつ悪化し、経口摂取の有無にかかわらず、吐き気や浮腫に悩まされ始めました。

　ついには上大静脈症候群[1]を発症し、呼吸の苦しさを訴える日もありました。病状を検査して、治療の可能性を探るよう病院受診を勧めましたが、本人は頑として首を縦に振りません。そして、「訪問診療の医師がいるから大丈夫」と言って、以降、「苦しい」「つらい」という言葉を一切口にしなくなりました。

　往診医も私たち訪問看護師も、今後、症状コントロールが困難になったり、家族介護が難しくなったりする可能性があることから、緩和ケア病棟への申し込みをするようKさんを促しました。それに対して、Kさんは「本人は入院したくないと言っているけれど、いざというときのために申し込みだけはしておきます」と返事をしました。

　Kさん夫婦には海外留学中の高校生の息子さんがおり、もうすぐ帰国予定でした。しかし、病状は帰国まで生きられるかが危ぶまれる段階まで悪化していきました。私たちは、Kさんと妻に息子さんが直接お母さんに会いたいのであれば、早めの帰国を促すようにと声をかけました。Kさんは「わかりました」と言うものの、妻の答えは「No」。「今、息子が帰国すれば、来年の大学受験に不利になる。私は息子が帰国する日まで絶対に死なない。何があっても生きているから大丈夫」と言って、Kさんが息子さんに自分の病状を伝えて帰国を早めることを許しませんでした。

夫・Kさんからの相談

　それから数週間後、呼吸の苦しさは自然に緩和されましたが、疼痛コン

トロールがうまくいかなくなりました。Kさんは、「このまま自宅で妻を見守るのがよいことなのか」と悩んでいました。私たちはKさんに、緩和ケア病棟への入院に関する意向を確認したところ、驚いたことにKさんは緩和ケア病棟への申し込みをしていなかったのです。

　Kさんは「申し込みをしたほうがよいとわかってはいるのですが……なかなかできなくて。どうしたらよいのでしょうか」と話されました。

1. 課題を探る

Kさんの課題を整理する

　まず、Kさんの相談内容を 楽患チャート（p.29）の分類に当てはめて考えてみました。

（1）知識
- ・妻、Kさんともに緩和ケア病棟のメリット（家族が付き添いできるなど）とデメリット（療養場所が自宅以外になるなど）について理解している
- ・実際の緩和ケア病棟の見学はしておらず、担当スタッフから話を聞いたこともない

（2）価値観
- ・妻は、自分は何があっても大丈夫、家にいることができると信じている
- ・Kさんは本人がつらいのであれば、楽にできる方法を準備しておきたい
- ・Kさんはできるだけ妻の希望を叶えたいと思っている

（3）手段
- ・申し込み先の病院は選定しており、Kさんは手続きについても理解している

（4）感情
- ・妻は何があっても家にいたいという気持ちが強い
- ・妻は家族に心配をかけたくないため、体調がつらくてもそのことを家

族に訴えないで我慢している

・Kさんは、本人がつらいことが心配でたまらない。自分と子どもたち
では十分な介護ができていないのではないか、プロに任せたほうが本
人の苦痛を軽減できるのではないか、と感じている

Kさんの課題

ここで、Kさんの課題が2点見えてきました。

1つ目の課題は、「**Kさんと妻の意向がかみ合っていない**」

2つ目の課題は、「**妻には身体的苦痛が存在している**」

という点であり、主に「価値観」に課題があると考えられました 。

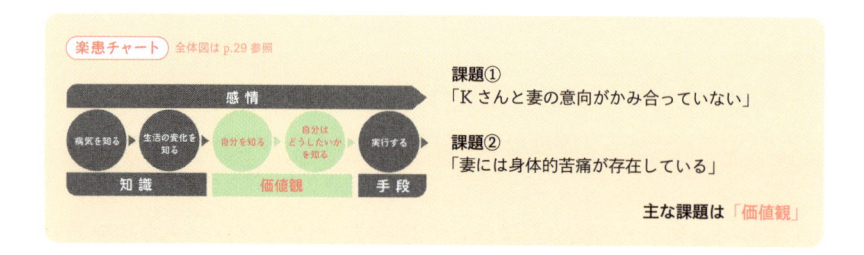

2. 支援の方法を考える

次に、(楽患チャート)に沿ってKさんへの支援方法を一緒に考えていきました。

（1）知識

・緩和ケア病棟の申し込みは、"万が一のとき"のための準備であること
を妻に再度説明したうえで、"万が一のとき"として考えられる状況
を具体的に伝える

・緩和ケア病等への申し込みを勧める理由を再度説明する

（2）価値観

・本人に「家で死にたい」という言葉の真意を聞く。なぜ、病院ではな

く家なのか、具体的な理由を聞き、本人の価値観を明確にする

・子どもたちの価値観も明確にする

（3）手段

・本人に苦痛のある時間が長いため、薬剤の調整を行い、少しでも穏やかに会話ができる時間を増やす

（4）感情

・妻の感情（絶対に自宅で過ごすことができる、自宅で過ごすためには苦しくても痛くても周りに訴えてはいけない、家族は自分の希望を叶えてくれる、入院しても苦痛はとれないなら家にいたい）の背景にあるものを理解する

　Kさんの妻は、自身が言った「私は家で過ごすことができる」という言葉を実現しました。その言葉の裏にあったものは最後まで口にすることはありませんでしたが、それはまるで信念のように揺らぎませんでした。痛くても苦しくても、「大丈夫」と目を閉じて耐える姿は鬼気迫るものがありました。まるで、「つらい」「苦しい」と訴えたら入院させられてしまうと危惧しているかのようでした。

　私たちは、「苦痛の緩和については、確かに入院したほうが常時医療者によるモニタリングが行われるため、疼痛緩和は見込めるだろう。しかし、緩和できるのは一時的で、痛みは繰り返し出現する」「残された時間はごくわずかだと考えられる」と緩和ケア病等への申し込みを勧める理由を再度説明し、「医療者は本人の意思を無視して入院させるようなことはしない」「コントロールできなくなると入院の可能性が高まるため、的確に薬剤を使用できるように痛みや苦しみをきちんと教えてほしい」と繰り返し伝え続けましたが、妻は苦痛について言葉にしませんでした。

3. Kさんの決断

　本人に会話のできる時間が限られていたことから、私たちは代わりにKさんに妻の意向を尋ねる機会が増えました。本人の本音がどこにあるのか

をつかみ切れないまま、症状コントロールが困難となり、家族も、医療者も、妻を見守るだけの状況がつらくなってきました。「どうしたら本人を楽にしてあげられるのか」、そんな気持ちがKさんと医療者に入院という選択を強く意識させていました。

しかしながら、入院という選択肢を提示することそのものが、本人の心をより閉じさせてしまったのかもしれません。結局、緩和ケア病棟への申し込みをすべきかの結論が出ないまま（理由は後述）、Kさんの妻はご自宅で亡くなりました。私たち医療者も、本人の本音を最後まで聞くことはできませんでした。

Kさんのその後

後日、お悔やみ訪問に伺った際、Kさんが私たちにこんなことを話してくれました。

「僕が最期まで緩和ケア病棟への入院の申し込みができなかったのは、妻が僕にこんな言葉をかけていたからなのです」

「妻は『あなたが私のことをもう看られないと思ったら、そのときに入院の申し込みをしてちょうだい』と言いました。だから僕は、どうしても申し込みができなかったのです。僕が諦めることはできなかった。妻は素晴らしい人でした。最期まで決して弱音を吐かず、信念を貫き通しました。僕は彼女に鍛えられました。これから妻がいなくなっても、きっと、なんとかやっていけると思います」

妻の「家にいる」という希望は、自分の信念を貫く強さの象徴だったのかもしれません。息子さんが留学先から予定どおりの日程で帰国するその日まで生き切った妻。Kさんやお子さんたちの不安を感じ、自身も不安を募らせていたはずです。しかし、妻が家族へ示したのは「自分の言葉に責任をもつ」「やり切る精神力」でした。そしてそれは、若くしてこの世を去る彼女からKさんや子どもたちへの「何事もできると信じればできる」というメッセージだったのかもしれません。Kさん家族は、彼女が残したこ

のメッセージを胸に、これからどんな困難があっても、きっと前を向いて生きていけるでしょう。彼女は自分の考えを、その生き方で伝えたのだと思います。

事例を振り返って

時には安楽よりも大事なことがある

　今、振り返り、私たち医療者がすべきことは、理屈で入院を勧めることではなく、彼女のメッセージを受け取る感性をもち、そのメッセージを完遂できるよう彼女とKさんを支援することだったのだと感じます。在宅医療は安全・安心・安楽を目指すものです。しかし、時として、安楽が不十分でも大事なことがある。彼女は、そのことを私たちに教えてくれました。

ことばの解説 ・・

● 1　上大静脈症候群　上大静脈の閉塞や外部からの圧迫によって血液の流れが滞り、顔面・頭部・上肢などにうっ血や浮腫を起こしている状態

事例 5　意思決定に「価値観」が課題となる場合 ③

「まだ手立てはあるのではないか？　と治療を諦めきれない」

—— 心不全を患う患者の妻・L さんからの相談

これまでの経緯

　この事例の相談者は、患者さん本人ではなく患者さんの妻（家族）です。L さん（70 代）は心不全を患う同年代の夫と 2 人暮らしです。家の近くに成人してご家庭をもっているお子さんが 3 人いらっしゃいます。L さんの夫は今回の入院で非常に侵襲的治療（強心薬＋大動脈バルーンパンピング[1]）を経験しましたが、奇跡的に退院できるほど体力が回復したため自宅へ帰ってこられました。

　私は訪問診療を行うクリニックからの依頼で、訪問看護師として L さん宅に伺っていました。L さんの夫は治療が終わったばかりとはいえ、退院時が一番いい状態であろうと考えられていました。帰宅する際の一番の難所は、居室のある 2 階へ上がる急な階段でした。一度この階段を上がれば、おそらく二度とこの階段を下りて外へ出ることはできないであろうと病院主治医から家族へ話があったそうです。

　こうしてやっとの思いで退院して 3 日目。私が訪問すると、L さんの夫は体調が急激に悪化していました。体重は 3 日で 3 キロ増え、浮腫が強く、呼吸は苦しくなって準備していた在宅酸素療法を自分の判断で始めていました。それでも、会話をするだけで息が上がってしまう状態。この数日で何があったのかをお二人に尋ねたところ、本人は今まで我慢に我慢を重ねてきたこととして、病院では寒くて寝付けなかったこと、BiPAP[2] を使用することで眠りが浅くなること、好きな物を食べられなかったこと、な

どを言葉少なに語りました。そして、自宅では炬燵に入っていつも暖かくいられることが本当にうれしいと話されました。

　しかしその一方で、飲食が制限されることに対してのストレスが積み重なっている様子で、好きな物を食べてしまうと、「お前（Lさん）が出した物しか俺は食べていないんだぞ」「そんなに飲んでいない。記録内容が間違っているのでは？」などと話しました。Lさんは決して見過ごしているのではなく、あまりきつく言わないように気を遣い、最低限の制限をして、なんとか生活を成り立たせていたことがわかりました。

　そんな中、訪問診療に来た主治医は、本人と家族がもっているイメージと現実とのギャップを埋めるために、今の状況がどの病期にあるのかを説明しました。説明の結果、自身や家族が思っているよりも深刻な状況であること、看取りが遠くない将来に起こり得るということが共有されました。そのため、退院後1週間程度で最期の療養の場所を自宅にするのか、病院にするのか決めなくてはならなくなりました。

妻・Lさんからの相談

　医師からの説明があった直後、Lさんの夫は「病院に行く」という決断をしました。しかし、次に訪問に伺うと、「家にいたい」と意思が変わっていました。家族は本人が独断で「家にいる」と決めてしまったことに戸惑い、また、これまで何度も治療を繰り返してはよくなってきたことから、「病院に行ってほしい」と訴えました。しかし、本人は承諾しません。そこで、Lさんから、「本人を説得してもらえないでしょうか？　治療すればよくなると本人も本当は思っていると思います。諦めないで治療してほしいんです」と相談がありました。

1. 課題を探る

Lさんの課題を整理する

　まず、Lさんの相談内容を 楽患チャート （p.29）の分類に当てはめて考えて

みました。

（1）知識

- ・再入院を行い、前回の増悪時と同じく、集中治療室にて侵襲的治療を行うことで回復する可能性はゼロではない
- ・前回の侵襲的治療法は身体への負担が大きく、成功して退院できたことは奇跡だと病院の医師から言われた

（2）価値観

- ・本人は、二度と家に帰れないのであれば入院したくない。家で過ごしたい
- ・Lさんは、本人の思うようにしてあげたい。でも、一日でも長く生きていてほしい
- ・娘は、一日でも長く生きていてほしい。父のこと同様、母のことも心配

（3）手段

- ・病院へは一人で行くことはできない
- ・介護タクシーで妻と長女が通院介助している
- ・定期的な病院受診がある
- ・訪問診療を週1回、訪問看護を週3回、訪問リハビリを週1回利用しており、在宅療養する医療体制は整っている
- ・ケアマネジャーが介入しており、ベットや手すりなどの福祉用具を使用している。訪問介護は本人が希望せず利用していない

（4）感情

- ・本人は、病院は寒い。眠れない。安楽に過ごすことができない。家の炬燵の中で過ごしているのが一番楽である
- ・本人は、妻が嫌がると家にいられない。どうせいると面倒だと思っているのだろう
- ・Lさんは、怒鳴られるとつらい。言うことを聞いてくれないと困る。大変。孫が来るのはうれしいけれど食事の用意などが増えて疲れる。でも、人がいるのは安心。泊ってくれるとうれしい
- ・Lさんは、一人のときに夫に何かあったらパニックになるかもしれない

・娘は、自宅で何かあったときに治療ができず、間に合わなかったら困る
・娘は、父の母への対応について心配している。怒鳴られている母は疲れてしまっているが、自分は手伝うことができない

Lさんの課題

ここで、Lさんの課題が見えてきました。

それは、「**まだ手立てがあるのではないかという思いから離れることができない**」

という点であり、主に「価値観」に課題があると考えられました。

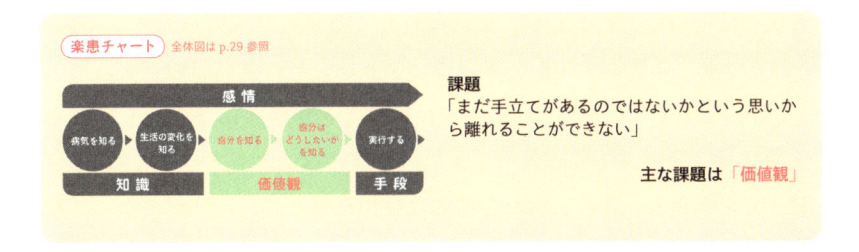

2. 支援の方法を考える

次に、楽患チャートに沿ってLさんへの支援方法を一緒に考えていきました。

（1）知識
・訪問看護の際に少しずつ、今後の治療の可能性やこれまでの治療の際に感じていたことについて、焦点を当てて話す
・入院に関する医師の説明について家族の間で共有する

（2）価値観
・本人とLさんの価値観を明らかにし、共有する

（3）手段
・自宅療養を継続するためには何が重要かを本人が認識できるよう促す

（4）感情

・本人とLさんの感情を明らかにし、共有する

　私は、訪問看護の際に少しずつ今後の治療の可能性やこれまでの治療の際に感じていたことについて、焦点を当てて話していきました。その中で家族が互いの価値観や感情を知り、共有できるように努めました。

　入院に関する医師の説明について、Lさんと娘は「医師は次回入院したら家に帰れないとは言わなかった」「治療してまた家に帰れる可能性はある」と本人に話し入院するよう促しましたが、本人は病院での医師の説明について本人は言及せず、2人の言うことにも返事をせず、家族の説得が続くと怒りを表出しました。

　本人は「治療はしたくない。家に帰れなくなるなら入院はしたくない」「最期まで家にいたい。死ぬときは家にいたい」という価値観をもっており、Lさんに対して「お前は、俺が家にいることが嫌なんだろう！」「だから入院させようとするんだろう！」と声を荒げることもありました。Lさんは「夫を尊重し、また、娘の心理的な負担を感じて、自分が頑張って在宅生活を支援しよう」という価値観をもっていました。子どもたちが孫を連れて入れ替わりで家に来るようになって気持ちが変化し、セルフコントロールも良好になっていました。

　退院後1カ月目の病院受診は本人が希望しませんでしたが、その際、娘から本人へ「母にひどい態度をとると家にいることはできない」「私は娘だから母も心配」と話し、Lさんの介護負担、精神的な負担が重くならないことが自宅療養を継続する鍵であると本人も認識したようでした。

　本人は自宅での生活が長く続くと、食事制限へのイライラが募っていき、カレーを食べたり、香辛料を効かせた物を食べたりといった暴飲暴食を行い、Lさんへの言動もきつくなっていきました。Lさんは訪問看護師へ不満をもらすことで息抜きをしていました。訪問の最後に「夫の言動がつらい」と言いつつも、「でも本人は家にいたいんだから頑張る」と話していました。

本人はリハビリ担当者と玄関まで歩いて行くことができました。二度と外出できないと思っていたため、久しぶりに外の空気を吸ったことはとても新鮮で、自信につながった様子でした。本人にとってリハビリが希望につながる出来事でした。その後、Lさんへのきつい言動は少しずつ和らいでいきました。

3. Lさんの決断

　我慢ばかりしていては現状打破できないと思っていた矢先、Lさんの夫はリハビリ担当者と玄関まで歩いて行くことができました。本人はもう二度と外出できないと思っていましたが、久しぶりに外の空気を吸ったことが自信につながった様子で、その後、リハビリが希望につながっていき、それによって最終的に家で最期まで過ごすという意思決定につながりました。

　Lさんの「まだ手立てがあるのではないかという思いから離れることができない」という課題。この手立てとは何を指していたのでしょうか？ 当初、Lさんと娘の中に病院での治療が夫の命を長らえるための手立てである、という思いがあったと思います。本人はこれまでもつらい状況の中、侵襲的治療を受けるなど、積極的に治療に取り組んできました。しかし、退院後、本人の中で手立ては治療だけではなくなったようでした。本人にとって自分らしく過ごすための手立ては毎日の快適さや将来への希望、家族とよい時間を過ごすということに変化していきました。これには、日々家族が本人と本音で向き合い、時間をともに過ごし、本人の希望を叶えようと努力してきたことが大きかったと思います。また、リハビリによって自信がついたことや、訪問診療、訪問看護が本人の安楽な自宅での生活を支えてきたことも、家で最期まで過ごす、という意思決定につながったのだと考えます。

　退院して1カ月近く在宅生活を続けていく中で、本人の「最期まで家にいたい」という気持ちは、日を追うごとにはっきりと形づくられていきま

した。Lさんも娘も繰り返し本人の強い意思を聞いたことで、その意思決定を支えようという気持ちになっていきました。同時に、本人に何かあったとき、特に亡くなるときにどう対応したらよいのかわからない、つらいときの支えはあるのか、というLさんの不安に対しては、これまでの訪問診療医や訪問看護の実績や信頼から適切な対応が期待できると感じ、家族の最終的な意思決定へとつながりました。

Lさんのその後

Lさんの夫は、今も小康状態を保ちながら自宅で過ごしています。今の希望は車椅子に乗って家族と外出することです。Lさんは、今も夫の言動に揺らぎながら暮らしています。しかし、「私は一人ではない。これからも娘や訪問診療、訪問看護、訪問リハビリの方たちに相談しながらできることを探して、できるところまでやっていきたい」と話しています。

事例を振り返って

意思決定は何度も変化する

Lさんの夫は状態がよくなれば、治療に希望をもてるときが来るかもしれません。また、Lさんの介護負担が重くなれば、本人や娘の気持ちは変化するかもしれません。本人も体調が悪化して苦痛が大きくなれば気持ちが変わるかもしれません。決定した意思は状況により何度も変化していきます。そのため、状況の変化をいち早くキャッチして、意思決定支援をしていくことが大切であると感じました。

ことばの解説 ••

● 1　大動脈バルーンパンピング　intra-aortic balloon pumping（IABP）。心臓の働きを助ける補助循環法の一つ

● 2　BiPAP　主に夜間に使用する人工呼吸器

事例 6　意思決定に「手段」が課題となる場合

「医師の勧める抗がん剤治療は受けたくない」

—— 乳がんを患う患者・M さんからの相談

これまでの経緯

　M さんは 40 代の女性で、同年代の夫を事故で亡くされたばかりです。中学生の娘さんと 2 人暮らしをしていました。

　M さんは、新聞に取り上げられた医療コーディネーターの記事を読んで、相談したいと私に連絡をくださいました。M さんは、相談初日の待ち合わせ場所として病院を指定してきました。診察に同行してほしいとのことでしたが、まずは病院まで行けるかどうかが不安だとつぶやいていました。

　待ち合わせ場所である病院の地下の廊下で待っていた私は、時間になってもなかなか姿を現さない M さんを心配して、1 階へと続く階段を見つめていました。すると、手すりにつかまりながら、よろよろと今にも倒れそうな足取りで下りてくる M さんがいました。駆け寄って声をかけると息も絶え絶えです。少しでも動くと息切れがして、歩くのもやっと。家では寝たきりで過ごしているとのことでした。

　M さんは、この状態は抗がん剤治療をしたあとから始まり、数カ月経った今も治療直後と同じ苦しさが続いていると訴えました。こんな身体になってしまったのは抗がん剤治療のせいで、もう二度とこの治療はしたくない、というのが M さんの主張でした。

　しかし、主治医からは血液検査の結果は良好であり、抗がん剤治療が終了してからかなりの時間が経っていることから、今の自覚症状は抗がん剤

治療の副作用とは言えないと伝えられたとのことです。

　Mさんはこの言葉に、主治医との信頼関係が崩れたように感じました。検査結果には出ていなくても自分自身はつらい。どうしてよいのかわからないという思いでいっぱいになったそうです。

　そんな中、主治医から次の抗がん剤治療を勧められました。1回目の治療で腫瘍がかなり小さくなったため、「あと2回追加で治療をして、手術でがんを取り除きましょう」という提案でした。しかし、Mさんはどうしても抗がん剤治療を受ける気持ちにはなれませんでした。抗がん剤治療をしないで今すぐ手術をしてほしいと訴えました。しかし、主治医はあと2回、抗がん剤治療を受けないと手術はできないと言います。このやり取りが何度も繰り返されました。

　絶望したMさんは、手術を受けることも諦めて、ピンポイント照射という放射線治療を検討するようになりました。ピンポイント照射とは、がんの病巣に対して高い精度で集中的に放射線を当てる治療法です。抗がん剤治療よりも身体へのダメージが少なく済むのではないかと考えたからです。ただ、そのことを主治医にどう伝えてよいかわかりませんでした。そこで主治医へ「ピンポイント照射ができる病院へ転院する」と言いたいけれどもどう話したらよいのか、そして、そもそもこの決断は正しいのかどうかをもう一度考えたいので診察に同行してほしい、というのが相談の主旨でした。

1. 課題を探る

Mさんの課題を整理する

　まず、Mさんの相談内容を（楽患チャート）(p.29)の分類に当てはめて考えてみました。

（1）知識

- 抗がん剤治療は、現在の M さんの病状では、西洋医学の中で第一選択の標準治療であり、効果が最も高い治療であることを理解している
- ピンポイント照射は先進医療であり、M さんの場合、その効果は不明瞭であることを理解している

（2）価値観

- 夫を亡くしたばかりであり、娘に対して母親の役割だけではなく、父親としての役割も果たしたい
- 子どもに介護されるのではなく、子どもの日常生活の面倒を見られる母親でありたい

（3）手段

- ピンポイント照射を行っている病院の放射線科のセカンドオピニオンを受けたい。行く病院も決めてある

（4）感情

- 腫瘍が縮小したのは抗がん剤治療ではなく、いろいろと試している代替療法のおかげであり、抗がん剤の効果だとは信じられない
- 本音をいえば、ピンポイント照射も受けたくはないが、副作用が少なそうなので受ける気持ちになった。受けなくても代替療法で治ると信じたい
- 主治医は私の体調の悪さを理解してくれない。私の味方であるとは思えない

M さんの課題

ここで、M さんの課題が 2 点見えてきました。

1つ目の課題は、「**M さんと主治医の意向がかみ合っていない**」

2つ目の課題は、「**M さんに身体的苦痛が存在している**」

　　という点であり、主に「手段」に課題があると考えられました。

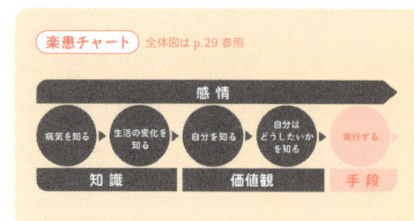

課題①
「Mさんと主治医の意向がかみ合っていない」

課題②
「Mさんに身体的苦痛が存在している」

主な課題は「手段」

2. 支援の方法を考える

　次に、楽患チャート に沿ってMさんへの支援方法を一緒に考えていきました。

（1）知識

・標準治療と先進医療の違いについて理解できているかを確認する

・先進医療のメリットは理解していてもデメリットは理解できていなかったため、医師に確認する

・代替療法のメリットとデメリットについて説明する

（2）価値観

・これから娘にしてあげたいこと、一緒にどんな生活をしていきたいかを具体的にイメージする

（3）手段

・標準治療、先進医療、それぞれのメリットとデメリットを主治医とセカンドオピニオン先の医師、双方に確認する

・行っている複数の代替療法のデメリットについて、それぞれの医師へ尋ねる

（4）感情

・抗がん剤治療を続ける意味について、頭では理解していても感情では納得できていないことを自覚する

・身体に支障が出て、つらい思いをしていることに関して、主治医に「理解してほしい」「対処してほしい」という気持ちがあることを伝える

・主治医との信頼関係を修復させることができるのかを考える時間をもつ

　私は、Mさんが標準治療と先進医療の違いや標準治療のメリットとデメリットについて理解できていることを確認しました。しかし、頭では標準治療を受けることは正しい、主治医の話も理解できると言いましたが、気持ちはまったく追い付いていない状態でした。そこで、まずは把握できていない知識を得るために、私も同席して、ピンポイント照射ができる病院でセカンドオピニオンを取得し、ピンポイント照射のメリットとデメリットについて確認しました。

　セカンドオピニオン先では、以下の点を確認しました。

・デメリットは治療後のフォローアップができないこと。照射以外の治療やフォローアップはできないため、治療後の通院先を確保する必要がある
・ピンポイント照射の効果についてはまだエビデンスが不明である

　そのうえで、私も同席して、現在の主治医と再度話し合いました。主治医の意見は以下のとおりでした。

・やはりMさんの場合は抗がん剤治療を受けることが、ベストな治療法であるという考えに変わりはない
・体調が芳しくないことに関しては残念な気持ちでいっぱいである。ほかの病院で治療を実施するにしても、これからも定期的に外来受診を継続してほしい
・先進医療を受けることを止めることはできない。もしも治療効果が出なくなった際には、また主治医のところへ戻ってきてもよい
・しかし、一度照射した部位を手術することはできない。放射線治療を受けるとそのあとにできる治療は限られることを覚えておいてほしい

　これらを聞いて、Mさんはやっと笑顔になりました。勇気をもって主治医と話し合ったことで、主治医が自分の気持ちを尊重し、何かあったときには戻ってきてもよい、と今後の支援を約束してくれたことで、1つ目の

課題であった「Mさんと主治医の意向がかみ合っていない」をクリアすることができました。

3. Mさんの決断

　Mさんはその後、ピンポイント照射を受けました。副作用はほとんどなく、長期間の治療を最後まで無事に終えることができました。体調は上向き、母親としての役割も少しずつ果たせるようになりました。Mさんは、2つ目の課題である「Mさんに身体的苦痛が存在している」という点を重視して、治療を選択したことになります。

Mさんのその後

　Mさんは、「西洋医学を受けることができて本当によかった。こうして医療コーディネーターにお願いしていなければ、きっと主治医と話し合いもできず、セカンドオピニオンも受けず、代替療法だけを続けていたことでしょう」と感謝の言葉をいただきました。ただ、代替療法を受けていることに関して、医師に最後まで伝えませんでした。

　それから数年後、Mさんの乳がんは再発しました。その知らせはMさんの抗がん剤治療を行った当時の主治医から私に伝えられました。「再発し、がんが皮膚に表出して処置が必要となっている。しかし、本人はなかなか病院へ足を運ばない。娘さんも困っているので連絡を入れてもらえないか」という趣旨でした。本人もそれを望んでいると聞いて、私はMさんに久しぶりに電話してみました。

Mさんからの2度目の相談

　Mさんは電話口で泣いていました。「あのとき、なぜきちんとした治療を受けなかったのだろうか。放射線治療なんか受けたから再発したんだ。

もう駄目だ。私は死ぬんだ」と数年前の治療を後悔する言葉を並べ、「今は、以前から行っていた代替療法を主に受けている。ほかの治療は受けたくない」と述べました。

さらに、Mさんは医師から緩和ケア外来の受診を勧められており、そのことで、自身の死期を強く意識していました。「高校生になった一人娘はどうなるのか、そのことが一番の気がかりで死ぬわけにはいかない、病院へ行くと死んでしまう気がする」とも話されました。

体調は非常に悪く、定期的な医師の診察が求められる状況でした。がんの局所治療も必要であり、痛みも強く出ており、Mさんは「つらい症状を緩和できる病院にかかりたい」「私、どうしたらいいんだろう」とつぶやきました。

4. 課題を探る（2回目）

Mさんの課題を整理する

まず、Mさんの相談内容を 楽患チャート （p.29）の分類に当てはめて考えてみました。

（1）知識
- ・現在、受診すべき科は緩和ケア科だが、病院を探そうとせず、外来受診も中断しているため主治医が不在の状態であるが、そのことを理解できていない
- ・Mさんはこれから起こる身体の変化にはどんなものがあるのか、主治医が不在だとどんなデメリットがあるのかを把握できていない

（2）価値観
- ・抗がん剤治療を途中でやめてしまったことを後悔している
- ・死にたくない。娘を置いて死ねない
- ・娘に対して母親の役割だけではなく、父親としての役割も果たしたい
- ・子どもに介護されるのではなく、子どもの日常生活の面倒が見られる

母親でありたい

（3）手段

- ・代替療法を受けたい
- ・今あるつらい症状を緩和することができる病院にかかりたい

（4）感情

- ・代替療法は有効だと思っているので続けたい。しかし、西洋医学による治療は受けたくない
- ・病院へ行くと悪い未来が現実となるのではないかという怖さがある

M さんの課題

ここで、 M さんの課題が 2 点見えてきました。
1 つ目の課題は、「M さんの希望を叶える診療の場が見つかっていない」
2 つ目の課題は、「M さんに耐え難い身体的苦痛が存在している」
という点であり、主に「感情」に課題があると考えられました。

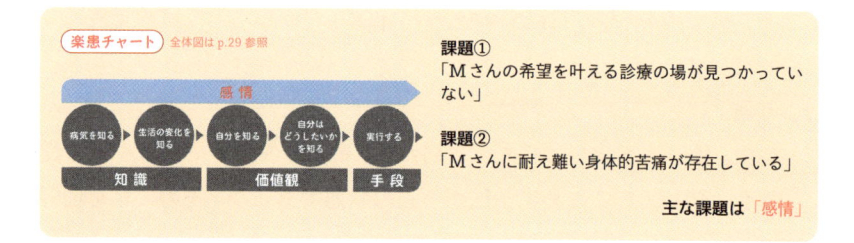

5. 支援の方法を考える（2回目）

次に、 楽患チャート に沿って M さんへの支援方法を一緒に考えていきました。

（1）知識

- ・緩和ケア科でできることを知る。現在、M さんが抱えている身体的な苦痛を軽減するための手段が緩和ケアであることを知る

- Ｍさんにこれから起こり得る身体の変化を知る。その対処法を一緒に検討し、それが代替療法のクリニックで行えるのかを確認する

（2）価値観

- これまでの治療を後悔していることについて気持ちを整理する
- なぜ、西洋医学による治療を受けたくないのかを整理する
- 「死にたくない」「娘を置いて死ねない」「子どもに介護されるのではなく、子どもの日常生活の面倒が見られる母親でありたい」のであれば、そのために何をしたらよいのかを考える

（3）手段

- 代替療法のクリニックを受診し、現在の身体状況への対処が行えるかどうかを医師に確認する
- 緩和ケア科を受診し、現在の身体状況への対処が行えるかどうかを医師に確認する

（4）感情

- 感情（頭では「西洋医学による治療を受けなくてはいけない」とわかっていてもそこに向き合うのがつらい、体調が悪化して代替療法のクリニックを受診できなくなることが怖い、死にたくない）に向き合う

　Ｍさんは代替療法のみを続けたい気持ちを抱きつつも、頭では西洋医学による治療を受けなければ身体状況は改善されないことを理解していました。そこで、まずは今の気持ちを思い切り表出してもらいました。後悔の念を涙ながらに語るＭさん。「あのときは一番よい選択だと思っていたが、やはり再発すればベストではなかったと考えざるを得ない」「時間を巻き戻したい」「誰か私を正しい選択に導いてくれる人に出会いたかった」……。Ｍさんの言葉は、意思決定を支援してきた私にとっても突き刺さるものでした。

　しかし、何度も何度も同じ思いを吐露したのち、Ｍさんは次第に自分がこれから何をしていくべきかに目が向き始めました。「まずは今の痛みをとってほしい。代替療法のクリニックでそれができないのかを聞いてみた

い。でも、一人ではうまく聞けないかもしれないから受診に同席してほし
い」と私へ依頼がありました。

　そこで私は、Mさんと一緒に代替療法のクリニックを受診しました。そ
こでは、「当クリニックでは免疫療法に関すること以外は対応できない。痛
みの緩和や局所の治療は別の病院を受診するように」と促されました。

　それを受けて、Mさんと私は緩和ケアについて話し合いました。まずは、
Mさんの緩和ケアに対するイメージを伺いました。次に、私から症状の緩
和が緩和ケアの大切な目的であること、そして、緩和ケア外来を受診して
実際に何ができるのかを確認することが大切であると伝えました。その結
果、Mさんから私に受診への同席依頼があり、後日、受診に同席しました。

　緩和ケア外来の受診日、Mさんは緊張した面持ちで待ち合わせ場所に
やってきました。その日の外来の担当医師は、満面の笑みでMさんに
「待っていましたよ」と声をかけてくれました。そして、自分ができるこ
ととして次の点を説明しました。

・今ある痛みを軽減すること
・局所の治療をすること
・痛みの軽減と局所の治療とも外来で行えるため、家で娘さんといる時
　間は減らないこと
・両方の治療がうまく進めば、家事などの家のことが今よりもできるよ
　うになると思うこと
・どうしてもつらくなったときは入院も選択できること。その場合でも
　娘さんと一緒に過ごす時間を設けられること
・種類は限られるが、代替療法も受けられること

　Mさんは黙って話を聞き、誰にも見せたくないと拒んでいた局所の治
療も、この日、受けることができました。

6. Mさんの決断（2回目）

　受診のあと、Mさんは「あの医師は代替療法のことを否定しなかった。

今できることを伝えてくれた。これならなんとかやっていけるかもしれない」と言いました。

M さんのその後

　その後、M さんから私に連絡が来ることはありませんでした。

　1つ目の課題である、「M さんの希望を叶える診療の場が見つかっていない」は無事解決しました。そして、2つ目の課題については、緩和ケア科の受診によって、現在、またはその後に出現したであろう身体的苦痛が緩和されたことと推測します。

　それから半年後、M さんが緩和ケア病棟で亡くなったことを、娘さんが送ってくれた M さんの葬儀の案内で知りました。私は葬儀に出席し、すっかり変わってしまった M さんの写真にお悔やみを伝えましたが、娘さんに声をかけることはできませんでした。娘さんとはお会いしたことがなかったので、なぜ私に葬儀のお知らせを送ってくださったのかはわからないままでした。

　最期のときを M さんは緩和ケア病棟でどのように過ごし、娘さんとどんなお話をし、どんな気持ちでいたのかはわかりませんでした。

事例を振り返って　**考え抜いたことが心の拠り所になる**

　人はどんなに「これでいいのだ」と確信して意思決定をしても、その後に悪い結果になると必ず後悔します。これは仕方のないことだと考えます。しかし、もし意思決定を自身で行わず、不信や不満をもち、納得しないまま治療を受け、その後に悪い結果となった場合はどんな思いを抱くでしょうか。きっと自身で意思決定をしたときよりも、もっと深く後悔するのではないでしょうか。

　私たちは、そのときに最善の意思決定をしたから後悔しない、などというものではなく、考え抜いたこと、また、それによってこの決定

が最善だと感じたことを心の拠り所に、悪い結果と向き合うことしかできないのではないか、と私は思うのです。だからこそ、考え抜くこと、これでよいのだと心から思うまで丁寧に考える、そのプロセスがとても重要だと考えます。「意思決定はプロセスが大事」、そのことを実感したMさんとの関わりでした。

事例 7　意思決定に「感情」が課題となる場合 ①

「医療費の無駄だから、孫の手術をやめて」

―― 生まれてから何度も手術を繰り返している患者の
　　祖母・N さんからの相談

これまでの経緯

　この事例の相談者は、患者さん本人ではなく患者さんの祖母（家族）です。N さんの孫（0 歳）は新生児集中治療室（NICU）に入院中で、入院してから一度も退院することなくもうすぐ 1 年。その間に何度も手術を繰り返しています。先日、主治医からまた手術の話がありました。

　N さんからは電話で相談を受けました。実はこの事例は私がうまく相談に乗ることができなかった意思決定支援に失敗したものです。

祖母・N さんからの相談

　N さんは、電話口で次のように話し始めました。

　「孫は生まれてから一度も病院を出たことがありません。入院してもうすぐ 1 年になろうとしていますが、何度も手術を繰り返しています。両親は毎日病院に通い、疲労困憊しています。母である私の娘も仕事をしながら通院するという生活をしているので、倒れてしまうのではないかと心配です」

　「先日、主治医からまた手術の相談がありました。この手術をしないと死んでしまうと言うのですが、手術をしたからといって生きられるのかどうかもわからないほど具合が悪いのです。こんなに具合が悪いのに、なぜ賭けのような手術をするのでしょうか。もう何もしな

いという選択肢はないのでしょうか。こんな状態で生きていても親の負担になり、医療費を使うだけ。生きている意味はないと思います」

「主治医にもうこれ以上手術はしないでほしいと言っても聞き入れてくれません。なぜなんでしょう。代わりに病院へ行って手術しないように言ってもらえないでしょうか」

Nさんは、かなり強い口調で主治医への怒りを訴えていました。

1. 課題を探る

Nさんの課題を整理する

まず、Nさんの相談内容を (楽患チャート)（p.29）の分類に当てはめて考えてみました。

（1）知識
- ・Nさんの孫は手術を勧められているが、かなり具合が悪い
- ・手術をしないと死んでしまう。しかし、手術をしたからといって生きられるかはわからない

（2）価値観
- ・今の状態では生きていても親の負担になり、医療費の無駄になる
- ・社会に迷惑をかける状態で生きていても価値がないのではないか

（3）手段
- ・第三者に間に入ってもらい、主治医に手術をさせたくないという気持ちを伝えてほしい

（4）感情
- ・手術を受けることで娘夫婦の苦しみが長引くのではないか

Nさんの課題

ここで、Nさんの課題が2点見えてきました。

1つ目の課題は、「Nさんの**価値観が医療者に受け入れられない**」

　2つ目の課題は、「Nさんの感情が、**患者本人ではなく患者の母（Nさんの娘）への利益に目が向いている**」

　という点であり、主に「感情」に課題があると考えられました。

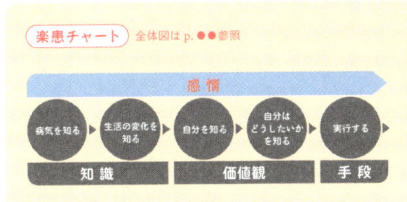

2. 支援の方法を考える

　この2点の課題を解決するための支援として、Nさんに以下のように伝えました。

- ・まず、NICUは治療の場であることから、医療者が救命できる可能性があると判断する場合は、治療を積極的に行うのは通常のことである
- ・Nさんは意思決定者ではないため、保護者であるご両親の思いはどうかという視点をもつことが重要である

　このようにお伝えしたところ、Nさんは「娘たちも"きっと"同じ思いであると思う。そう思っていても言えないに違いない。口には出さないけれどそう思っているに違いない」などと返答しました。さらに私は「娘さんの心配をされる気持ちは理解できるが、孫の利益をどう考えているのか」と尋ねました。

　すると、「医療費が無料だからといって野放図に使うのは間違っている。社会のお金は生きる価値のあるものに使うべきだ。これ以上の医療費の使用は浪費である」との答えが返ってきました。

　Ｎさんは「孫のせいで家族が壊れそうになっている。娘の人生が台無しになっている。そのことに思いをはせることができない、緩和ケアを提示できない今の医療はおかしい。病院の人もあなたも同じだ。患者の家族の気持ちを理解してもらえない」と言って、怒って電話を切ってしまいました。

Ｎさんのその後

　私は、Ｎさんが自分の孫に対して「医療費の無駄遣い」「生きていても価値がない」という言葉を発する事実に衝撃を受けていました。正直、Ｎさんの主張に自分がどのように応えたのかあまり覚えていない状態でした。また、相談の最後に怒って電話を切られてしまったことを反省すると同時に、Ｎさんの気持ちを到底理解することはできないという思いが残りました。

　この課題にどう対応すればよかったのか、自分の返答には何が不足していたのか。いくら考えても答えが出なかった私は、その後、小児がん患者の家族会代表であるＡさんに相談しました。

　Ａさんは、私の話をじっくり聞いたあとに、こう答えました。「Ｎさんは、お孫さんが病院で"人として扱われている"と思えなかったのではないでしょうか」。Ｎさんにとって患者は孫という存在であったのか。Ｎさんにとっての家族は娘夫婦だけで、患者本人を家族とは認識できなかったのではないか。それは、Ｎさんが患者を孫として認知できるような働きかけを医療スタッフから受けなかったからではないか——。

　つまり、患者が病院で人間としての尊厳を尊重されなかったのではないか、人として生き、存在していることを感じる対応をされず、かけがえのない価値として大切にされていなかったのではないか、と私はＡさんに言われたのです。Ａさん自身も、お子さんの闘病の際に病院でそんな思いを

たくさん抱いたと言いました。家族会に集う親御さんにも、同じような思いをもったという方がいらっしゃるとのことでした。「尊厳のある人」ではなく、「ただ生かされている人」。Ｎさんがお孫さんをそのように思ってしまう環境ではなかったのか、と。

　人は人として扱われて初めて人となり、親は子を守るためにはモンスターにもなります。そんな言葉が思い浮かびました。それは、自身が医療者として院内にいたときには知り得なかった、患者の家族の本音でした。もう一度Ｎさんの相談内容を思い起こし、私にどんな声かけができたのだろうかと考えると、まずは、Ｎさんの感情にもっと耳を傾ける必要があったのではないかと感じました。

事例を振り返って

言葉の裏にある苦しみを感じる

　この事例は、私が相談に乗ることができなかった失敗事例です。この事例を振り返って、大切な娘を苦しめる存在にしか見えなかった孫と病院、その気持ちを誰にもわかってもらえない苦しみ、本来なら慈しみたい対象であるはずの孫をそう思えないＮさんの苦しみに気付きました。そして、私が表面上の感情にしか目が向かず、言葉の裏にあるＮさんの苦しみやつらさを感じることができていなかったことにも気付きました。「感情をしっかりと捉えないと意思決定支援はできない。意思決定には感情が大きく関与する」ということを実感しました。

事例 8　意思決定に「感情」が課題となる場合 ②

「家族には申し訳ないが、最期は入院して一人で過ごしたい」

—— 末期の大腸がんで自宅療養中の O さんからの相談

これまでの経緯

　O さんは 60 代の女性で、病院で働く現役の看護師でもありました。やはり現役で働いている 70 代の夫と 2 人暮らし。近所には妊娠中の娘さんが住んでいました。O さんは現在、自宅療養をしており、私は O さんの通院先の病院からの依頼で、訪問看護師として O さん宅に伺っていました。

　O さんは大腸がんが進行して食事を口からとることが困難になっており、中心静脈栄養を行っていました。看護師であることもあり、「自分でできないと何かあったときに困るでしょ！」と言って、点滴交換だけでなく、針やルートの交換まで家族に任せず、できる限り自分で行うことを希望されました。訪問看護師と練習を行い、自ら安全に実施できるようになってからは泊まりがけの旅行にも行っていました。

　夫は現場仕事をしており、いつも日に焼けていて元気な印象の方でした。細かいことを気にしないタイプのようで、O さんは常々「夫には何も任せられない。今までも子育てや家のことは、働きながら私が全部やってきたのよ」とおっしゃっていました。娘さんは頻繁に O さん宅へ顔を出し、家事などをこまごまと手伝っていましたが、妊娠中ということもあり、O さんは娘さんに迷惑をかけたくないという気持ちが強い様子でした。

　Oさんには強い痛みや身体の不調はなく、無理のない範囲で自分の好きなことをしながら時間を過ごしていましたが、半年ほどすると旅行へ行く元気や家事をする元気がなくなってきました。Oさんはお孫さんが生まれることを心待ちにしており、亡くなる前にせめて孫の顔だけは見たい、娘に母親としていろいろなことを伝えたいと思っていました。娘さんも、「母から教わりたいことがたくさんある」と言って、出産の直前から同居を始めました。そして、お孫さんが誕生。Oさんは「とても元気な赤ちゃんで、泣いてばかりいるのよ」と満面の笑みで教えてくれました。

　しかし、出産後1カ月を過ぎたころから、Oさんの表情が曇ることが多くなりました。お孫さんの泣き声や人の出入りをつらいと感じることが増えてきたのです。「孫はかわいい。娘の手伝いもしてやりたい。でも、泣いている孫を抱っこするだけの体力もなくなってきた。最近は泣き声が続くと眠れず、身体にこたえる。これ以上自分が動けなくなると、新生児を抱えた娘に自分の世話までしてもらわなくてはならなくなり、娘の負担になる。とはいえ夫には頼れない」。Oさんは、「最期は一人で病院の緩和ケア病棟で過ごしたい」と訪問診療の医師に伝えました。

　それを聞いた家族は驚きました。特に娘さんは「母のそばにいたいがために同居したのに、最期は病院へ行くなんてどうして？」とショックを受けているようでした。夫は何も言わず、訪問看護師から「Oさんに入院の希望があることに対してどう思うか？」と問われても、「入院するかどうかは医師が決めることだろ！　俺が決められることではない！」との返答でした。医師が決めることではなく、本人や家族の意向で決めてよいのだと伝えても、その言葉は届いていないようでした。

　Oさんは、緩和ケア病棟へ申し込みをすることについて、娘さんが快く思っていないことに悩んでいました。時はちょうど新型コロナウイルス感染症（COVID-19）の第3波。一度入院すると、緩和ケア病棟であろうと面会は一切できない状況でした。「入院したいというのは私のわがままなのかなあ」、Oさんはそう呟きました。

Oさんの課題を整理する

まず、Oさんの相談内容を 楽患チャート (p.29) の分類に当てはめて考えてみました。

（1）知識

・COVID-19の影響で面会制限があり、緩和ケア病棟へ入院すると亡くなるまで家族とは会えない可能性があると説明を受け、理解している

・看護師であり、亡くなるまでの身体の変化については理解している

（2）価値観

・自分のことは自分でしたい

・夫には頼れない。娘には負担をかけたくない

（3）手段

・緩和ケア病棟への入院申し込みの時期と方法は調査済みである

（4）感情

・Oさんは最期が近づいたら入院したい

・娘は家で最期までOさんと一緒にいたい

・夫は入院するかしないかは医療者に決めてほしい

Oさんの課題

ここで、Oさんの課題が2点見えてきました。

1つ目の課題は、「**Oさんと家族の意向がかみ合っていない**」

2つ目の課題は、「**家族の希望を叶えない自分はわがままなのかとOさんが感じている**」

という点であり、主に「感情」に課題があると考えられました。

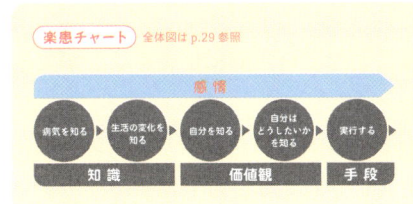

課題①
「Oさんと家族の意向がかみ合っていない」

課題②
「家族の希望を叶えない自分はわがままなのか
とOさんは感じている」

主な課題は「感情」

---

2. 支援の方法を考える

　次に、楽患チャート に沿ってOさんへの支援方法を一緒に考えました。

（1）知識

・入院のタイミングをOさんがどの程度病状が進行した時点と考えているのか明確化する

（2）価値観

・Oさんが夫や娘に頼りたくないと考えていることに対して、夫と娘がどう考えているのかを聞き、話し合う。話し合いを経て、Oさんの価値観に変化がないかを確認する

（3）手段

・COVID-19の状況が日々変化するため、直近の面会の状況について再度病院に確認する

・どのような状況なら面会できるのか病院に確認する

（4）感情

・Oさんの感情を深堀りし、明確化する

　1つ目の課題である「Oさんと家族の意向がかみ合っていない」については、家族で話し合う場を設けました。Oさんは自身の「家族に苦しむ姿を見せたくない」「自分らしい姿だけを覚えておいてほしい」という気持ちや「排泄の介助を頼みたくない」「特に夫にやってもらうのは恥ずかしい」「実際のところ、夫には介助できないだろう」という気持ちがあること、「排泄介助は身体的な負荷が非常に大きいため、子育て中の娘に担ってもらいたくない」という親心があること、「孫はかわいいが泣き声がつらいこともあ

る。静かに療養したい」と感じていることなどを正直に伝えることができたそうです。

　家族間で話し合う場合、相手に迷惑をかけるのではないかとの思いから言えないことがあったとしても、心を開いて話をすることでお互い同じことを考えていた、ということも少なくありません。しかし、Oさん家族の場合は、本音で話し合っても、Oさんの希望と娘さんの意向はやはり正反対のままでした。また、夫は話し合いのテーブルについてはいても「他人事」という顔で参加せず、本人がよいようにしたらよいのではないか、最後は医師が決めるだろうの一点張りでした。訪問看護師が夫に意向を確認したときも同様の返答であり、夫はこの意思決定に関わらないと決めている、という姿勢でした。

　2つ目の課題は、「家族の希望を叶えない自分はわがままなのかとOさんが感じている」でした。これについては、家族の希望を叶えたくない理由が家族を思ってのことであるという点が印象的でした。家族の希望ではあっても、それを叶えないことがひいては家族のためになる。家族のためになる選択をしたいとOさん自身が強く希望していました。それは、Oさんなりの愛情表現というわけです。

　意思決定において皆が同じ決定をするとは限らず、意見が対立することがあります。とはいえ、本人に判断能力がある限り、最終的な意思決定は本人が行います。たとえ家族の主張とは違っても、家族はOさんが決めたことを尊重する、それが正しい決断である、と話し合いを通して理解することとなりました。

3. Oさんの決断

　緩和ケア病棟入院の申し込みを決めたOさんは、早速手続きを進めました。そしていつでも入院ができる状態となって間もなく、トイレへ歩いていくことが困難になりました。それでも娘さんの肩を借りながら移動していましたが、とうとう寝ていること自体もつらくなる日が増えていまし

た。Oさんは「入院の手続きをしてほしい」と娘さんに伝え、娘さんは泣きながら入院の手続きをしました。

Oさんのその後

入院前日の夜、訪問看護ステーションの緊急電話が鳴りました。Oさんの夫からでした。Oさんはトイレに行こうとベッドから起き上がったものの立ち上がれず、夫が支えて横になったところ、点滴の針が抜けてしまったとのことでした。訪問して針を入れ直す私に、Oさんは薄れゆく意識の中でこう言いました。「わがままを言ってごめんなさいね、でも私の意思なの」「看護師さんは家族の希望でした。ありがとう」。そう言って私の手を握ってくれました。

朝になってOさんは無事入院し、数日後に亡くなりました。亡くなる直前に病院のはからいで、1人だけ面会が可能となり、娘さんに会うことができたと聞きました。

事例を振り返って

家族の思いと自分の意思と

家族の思いを理解しつつも、最期は自分の意思を貫いた O さん。自身の望む最期のあり方を、家族に心から理解されないつらさは見ていて本当に切ないと感じました。自身の望む最期のあり方を家族に理解されないことをつらいと感じていたのか、最期に望みを叶えられたことに満足していたのか、言葉少ないOさんの本音は今もわかりません。ご家族がどのようにOさんとの最期のときを過ごし、どんな思いを抱いていたのか。悲嘆（グリーフ）が深くならないことを祈るばかりです。

事例 9　意思決定に「感情」が課題となる場合 ③

「干渉されたくない。でも不安で
どうしたらいいかわからない」

—— 肺がんを患う一人暮らしの R さんからの相談

これまでの経緯

　末期の肺がんを患う R さんは 40 代の男性で、一人暮らしをしています。体重は 80kg 台で大柄。家族はタイに赴任中の兄お一人でした。

　私は通院中の病院の相談室からの依頼で、訪問看護師として R さん宅に伺っていました。R さんのご自宅は 1 階の玄関を開くと目の前にかなり急な階段があり、2 階にリビングがあるという最近流行のメゾネットタイプでした。私が初めて訪問看護に訪れた日は、動くと少し息苦しくなると言いながら、リビングでお茶を入れて待っていてくれました。

　R さんはタイにいるお兄さん以外は身内がおらず、受診も薬の手配もすべてのことを自分一人でこなしていました。仕事仲間や友人に頼ることもせず、食事の準備もインターネットを利用して自分でしているとのことでした。

　R さんは受診した際、急な階段の上り下りが大変で……という話を主治医にしたことにより、心配になった主治医が相談員へ連絡し、訪問看護が導入されることになったそうです。確かに急な階段で、私も上るだけで息が切れ、R さんに実際どうやって一人で上り下りをしているのかと尋ねると、お尻をついて一段一段階段を下り、上るときはかなりの時間をかけて上っているとのことでした。

Rさんの病状は終末期であり、在宅酸素療法[1]も導入していました。体調から次の受診に付き添いなしで一人で行くことができない状態でした。

そこでRさんに訪問診療の導入を検討するよう話すと、「僕は絶対大丈夫。次も必ず病院へ行ける」と言います。しかし、「帰ってきてから2階まであがれるかが不安。主治医は病院の医師だから絶対に受診する。でも、そのあと、どうしたらいいかな……」と不安を吐露されました。

1. 課題を探る

Rさんの課題を整理する

まず、Rさんの相談内容を (楽患チャート)（p.29）の分類に当てはめて考えてみました。

（1）知識
- ・医師からは終末期とはっきり言われていないが、治療はできない状態であるとは言われている
- ・病状について今後の見通しなどは聞いていないし、聞きたくもない

（2）価値観
- ・ずっと一人で好きなように暮らしてきたのでこれからもそうしたい
- ・兄にも友人にも頼りたくない。これまでどおり自分で何でもする
- ・病院の主治医を信頼している。自分のことを理解してくれている医師はほかにはいないので、病院を受診し続けたい

（3）手段
- ・病院へは自分でタクシーを呼んで一人で行っている
- ・訪問診療、訪問介護が利用できることは知っているが、希望しない
- ・介護保険の利用申請もしていない

（4）感情

- ・悪い話は聞きたくない
- ・今後のことを聞くのは怖い
- ・人には干渉されたくない。指図もされたくない

Rさんの課題

ここで、Rさんの課題が見えてきました。

Rさんの課題は、「**不安が強く、現実に目を向けることから逃避している**」という点であり、主に「感情」に課題があると考えられました。

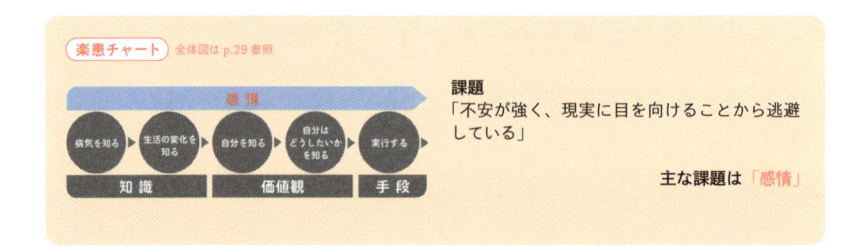

楽患チャート　全体図は p.29 参照

感情

病気を知る → 生活の変化を知る → 自分を知る → 自分はどうしたいかを知る → 実行する

知識　　価値観　　手段

課題
「不安が強く、現実に目を向けることから逃避している」

主な課題は「感情」

2. 支援の方法を考える

次に、楽患チャート に沿ってRさんへの支援方法を一緒に考えました。

（1）知識

- ・なぜ今後の見通しについて知りたくないのかを確認する
- ・今後の見通しについて話し合いたいか確認し、要望があれば話す
- ・見通しが立たないことのメリット、デメリットについて確認する

（2）価値観

- ・Rさんは人に頼りたくないが、兄は支援したいと思っているのか。兄の気持ちを確認する
- ・兄の気持ちがわかったら、それについてRさんがどう思うかを確認する

- 一人ですべて行うことへのメリットとデメリットについて確認する

(3) 手段

- 呼吸苦はあるが、電話をして一人でタクシーを呼ぶことはできる
- タクシーが来ても、階段を下りれなかったとき、車に乗り込めなかったときにどうするかを確認する
- ヘルパーの手伝いが必要な場合、介護タクシーを利用する場合は介護保険の申請が必要であることを確認する
- 受診ができなかったときの代替手段は入院か訪問診療であることを確認する

(4) 感情

- 不安と自分のことは自分でする以外ないという諦め、主治医に見捨てられたくないというRさんの感情を理解する

Rさんは食事も十分にとれず、日に日に体動時の呼吸苦は増し、酸素飽和度も下がり、体力が低下していきました。そのため、毎日の生活を成り立たせるために介護保険を申請すること、苦しさを緩和する手段はあるのだから診をしたほうがよいという促しにも、首を縦に振ることはありませんでした。そして、一人では決められない、と看護師の手を借りて兄に複数回国際電話をかけましたが、いずれも不通。留守電を残しても折り返しの電話はありませんでした。

Rさんはとにかく不安が強いのですが、何が不安かはっきりしません。不安で食事もとれず、一カ所に落ち着いて座っていることができませんでした。軽い鬱状態に陥っているようで、身体的にも精神的にも正常な判断ができる状態にはありませんでした。動くと息が上がり、横になっても苦しいため寝たり起きたりを繰り返し、体調も自宅療養できるぎりぎりの状態でした。そこで私は、今一番信頼できる人は誰かをRさんに尋ね、「決められないのなら、誰の言葉なら耳を傾けることができそうですか？」とも質問しました。Rさんは「病院の主治医の言うことなら信じられる」と答えました。続けて、主治医が「来週外来に来てください」と言ったのだか

ら、そこまでなんとか頑張るのが自分の使命だと話しました。

そこで私は病院へ電話をし、主治医に直接話すことはできないかと相談しました。普段は外来で診察中に電話対応をしない医師ですが、このときは事情を聞いて折り返し電話をかけてきてくれました。まず、私から今の状況を伝え、そのあとに本人と主治医で話し合ってもらいました。

3. Rさんの決断

主治医は今すぐに受診するよう勧めました。Rさんはそれでも「まだ大丈夫」と話していましたが、主治医が「看護師さんがもう自宅療養は難しいと言っているのだから、受診をするように。そうでなければ僕は責任がとれないのでもう診察をしません！」と話したところ、Rさんはしぶしぶ受診を了解しました。

その後、私は主治医にもう一人では家から出ることができない状況であることを説明し、救急車を要請する許可を得て、そのことを本人に主治医から説明してもらい、Rさんも納得。すぐに救急車を要請し、安楽な状態で病院受診し、Rさんはそのまま入院となりました。このころにはやっとお兄さんからの折り返しの電話があり、入院への同意もとれたとのことでした。

Rさんのその後

そしてRさんは、次の日の朝を迎えることなく、病院で亡くなりました。

事例を振り返って
決めないという権利もあるけれど

自分で決められない患者さんは一定数いらっしゃいます。決めないという権利も、もちろんあると思います。しかし、現場ではそれでは困ることもあります。このまま自宅にとどまれば一人で亡くなること

が予想されるとき、また、その事実を本人が理解できるほど決定能力の低下がみられるときなどは、本人の意向に加え、関係各者全員がこれでよいと思える決定ができるよう話し合う必要があります。

　本人の知りたくない権利を侵害しないよう支援することは、時にジレンマを伴うため、信頼関係を頼りに慎重に進めていくことが求められるでしょう。

ことばの解説 ……………………………………………………………………………………

●1　在宅酸素療法　慢性呼吸器疾患などで十分に酸素を取り込むことが難しくなった患者に対して、自宅で酸素吸入を行う治療法。自宅に専用の機械を設置する

事例 10　意思決定に「感情」が課題となる場合 ④

「ずっと家にいたい。でも家族に面倒をかけたくないから言えない」

―― 悪性リンパ腫を患い自宅療養中の S さんからの相談

これまでの経緯

　S さんは 70 代の女性。悪性リンパ腫を患っており、化学療法が終了となり自宅療養中です。日中は独居。お子さんは同居している独身の息子（40代）と、別居して家族のいる娘と息子の 3 人でした。

　S さんには「自分のことが自分でできるうちは家にいたい。できなくなったら入院したい」、ヘルパーとして働いてきた経験があることから「自身に介護が必要になってもヘルパーから介護を受けたくない」という意思がありました。訪問診療、訪問看護を利用しており、必要なときはいつでも入院できる体制がとれていました。

　S さんは、時折訪れる孫と近くの公園へ出かけることを楽しみにしていました。歩いての外出が難しくなってからは、ベットのある自宅 1 階から 2 階へ上がって孫や娘と一緒に料理をすること、2 階へ上がれなくなってからは自身の部屋で孫と昔の遊びをすることを楽しみとしていました。体調が徐々に悪化していく中にあっても、そのときできることに目を向け、人とともに過ごす時間を喜びとする人でした。

　家族は忙しく、日中一人にさせてしまっていることを気にしており、休みの日には積極的に観光地へ S さんを連れて出かけていました。連休後に訪問に伺うと、花見、東京スカイツリー観光、温泉旅行など、子どもた

ちと外出したことを楽しそうに話す一方、「でも、正直遠出はもう疲れちゃうのよね。でも、こんなこと言えないし……」とこぼす場面もありました。

Ｓさんからの相談

　Ｓさんは病気の影響で、徐々に飲み込みが難しくなっていき、食事量が減ってくるとベット上で横になる時間が増えていきました。もうすぐ寝たきりになるであろう、という時期、看護師が本人へ療養の場所について確認したところ、Ｓさんは「自分のことができなくなったら、入院したい。家族に迷惑かけたくないの」と療養し始めたころに話したことと同じことを語りました。子どもが自分にしてくれることは喜んで受け入れる、でも、自分からこうしてほしい、とは言わないＳさんらしい言葉でした。

　ある朝、看護師が訪問すると、Ｓさんは前夜よりベットから起き上がれなくなっていました。「動けなくなっちゃったの。どうしたらいいかな？」と言うＳさんに、私は「今が病院へ行く時期だと思いますか？」と尋ねると「……やっぱり行きたくないの。こんな状態でも家にいられる？」と質問してきました。「家で過ごしたいんですね。お子さんたちにもそう伝えますか？」と尋ねると、Ｓさんは「そうしたいけど、なんて言うかなあ。代わりに聞いてくれる？」と言いました。

1. 課題を探る

Ｓさんの課題を整理する

　まず、Ｓさんの相談内容を 楽患チャート （p.29）の分類に当てはめて考えてみました。

(1) 知識

・自分の余命が短いことに気付いている

（2）価値観

・最期まで家にいたい。しかし、家族に迷惑をかけたくない

（3）手段

・訪問介護の利用は希望していないため、家族の手助けが必要である

（4）感情

・家族に介護してほしい。最後の望みを叶えてほしい

Sさんの課題

ここで、Sさんの課題が見えてきました。

それは、「**余命が短いのであれば娘に面倒をみてほしい。でも、そのこと
を娘に直接言えない。余命を知ること、娘に拒否されることに向き合いた
くない**」という点であり、主に「感情」に課題があると考えられました。

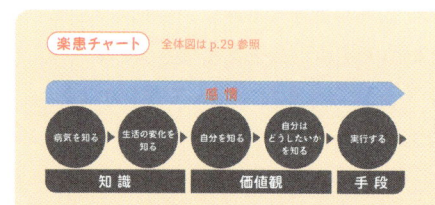

---

2. 支援の方法を考える

次に、（楽患チャート）に沿ってSさんへの支援方法を一緒に考えました。

（1）知識

・具体的な余命について情報提供する

・緊急時に病院に受け入れてもらうような体制を検討する

（2）価値観

・娘に自宅介護についてどのような思いをもっているか、介護する気持

ちがあるならば、どのぐらいの期間であれば可能かを尋ねる

（3）手段

・具体的な介護の内容、方法について家族へ指導する

・現在、利用できるサービスを本人、家族へ伝える

（4）感情

・Sさんと娘の現在の気持ちと確認し、共有する

Sさんはヘルパーとして働いてきたため、自身がヘルパーの支援を受けるのは抵抗がありましたが、夫を10年以上介護してきており、家族の介護負担が非常に重いということも身に染みてわかっていました。そのため、もし余命が短いのであれば、家族に介護してほしいという気持ちがありました。看護師が娘さんに自宅介護について尋ねると、1週間程度であれば孫を連れて泊まり込みで介護ができるが、それ以上は自分の家族に迷惑がかかるのではないかと躊躇していました。また、家族は、自宅療養が難しくなったときにすぐに入院させられる体制が整っているのならば安心して介護できると考えていました。

そこで、訪問診療医より具体的な余命について子どもたちに情報提供しました。併せて病院へ現状をフィードバックし、この状況でも緊急時に受け入れてもらうよう体制を整えました。

3. Sさんの決断

「余命は日単位」と医師より話を聞いた娘さんは、「今自分ができることをしたい」と言い、「まずは1週間であれば介護をしてみる、それ以上になったときはもう一度仕切り直したいがそれでもよいか？」と決断しました。Sさんには、娘さんが一緒にいてくれることになったことを伝え、自宅療養が継続されることになりました。

次の日、呼吸苦を緩和する薬によってウトウトしているSさんの周りには、いつも忙しくてなかなか一堂に会せなかったお子さんたち全員が集ま

りました。娘さんの夫が近くの公園へ孫を散歩に連れ出し、家族水いらずの時間を過ごしました。

Sさんのその後

　家族がSさんを取り囲んだその短い間に、娘さんの腕に抱かれながらSさんは亡くなりました。病院で死にたい、ずっとそう言っていたSさん。在宅療養開始時、誰も予想しなかった自宅での看取りでした。

　娘さんは父の介護をする母の苦労を見てきたため、自分自身が介護することには複雑な思いがありました。しかし、最後に母が本音を話してくれたこと、きちんと余命が告げられて、短いのならできるかもしれないと、母の希望に応えることができ、後悔のない見送りができましたと話されました。

事例を振り返って

最期の時間を支援する

　余命告知は難しいことが多く、伝えることを避ける場面も見受けられます。しかし、予後がわかっているからこそできることもあります。また、患者と看護師の信頼関係が深まったことにより、患者本人からは家族に言えないことを看護師を通して言ってほしいと要望できるようになり、さらにそれが、Sさんと家族にとって後悔のない納得の時間を過ごすことにつながりました。Sさんと家族の価値観に沿った最期の時間となるよう支援できました。

第 4 章

看護師からのQ&A

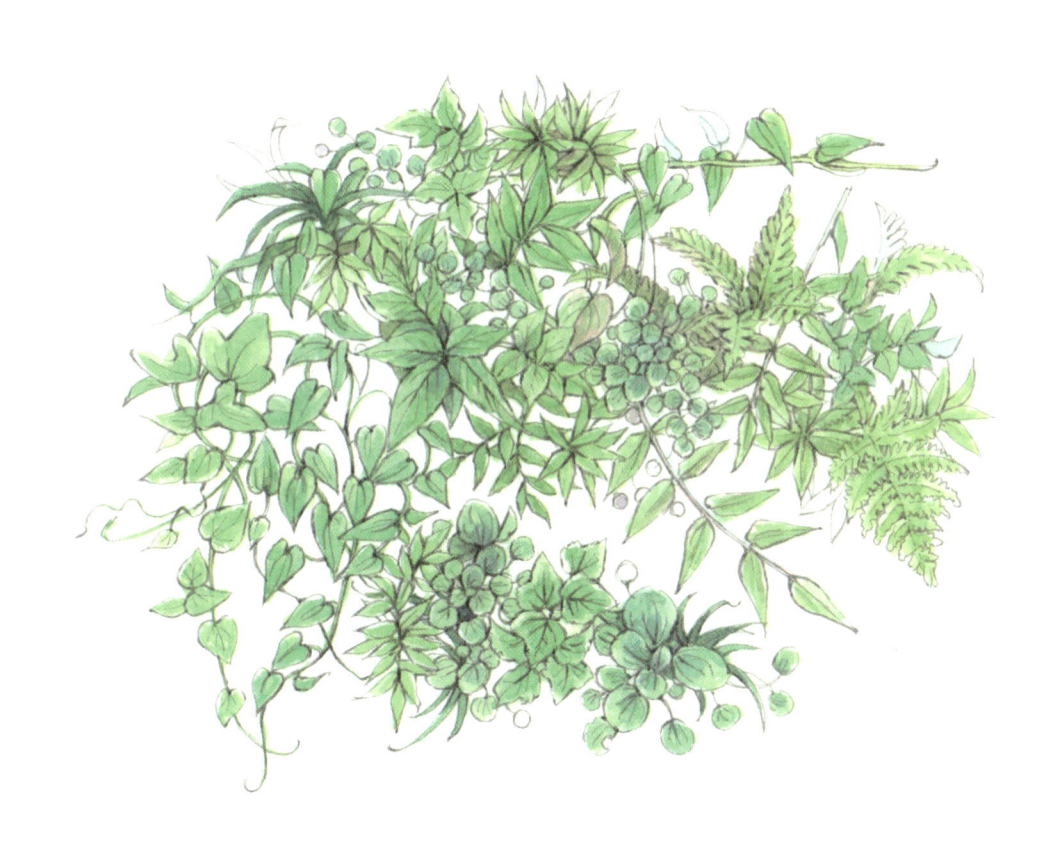

意思決定支援をめぐる 看護師からよく聞かれる質問

> **Q1**　「忙しくて患者さんの話をじっくりと聞く時間がありません。多忙な病棟でどうやって意思決定に関わる時間をつくったらいいでしょうか？」
>
> **A1**　「もしそれが保清や入院の受け入れなら、どうでしょうか？ 意思決定支援も同じです」

その人に今、どうしても意思決定支援が必要なら？

　あなたは今日、入院の受け入れ2件、シャワー浴1件、洗髪1件を日勤でこなさなくてはなりません。ここにもう1件、洗髪を頼まれたらどうしますか。同僚に代わってもらいますか。明日にしてほしいと患者さんにお願いしますか。時間外に残業して実施するでしょうか。もしそれが保清や入院の受け入れなら、なんとか工夫してこなしていくのではないでしょうか。

　意思決定支援でもこれと同じことだと思います。その人が今日、または今、どうしても意思決定支援を必要としているのなら、予定していた保清をせずに意思決定支援をする、という判断でよいと考えます。身体的なケアと同様、「心理的なケア（＝意思決定支援）も重要である」という認識が広まることを願います。

傾聴が苦手と感じる原因

まず傾聴とは何か、定義を確認します。傾聴とは、「相手の話を善悪の評価、好き嫌いの評価を入れずに聞く。相手の話を否定せず、なぜそのように考えるようになったのか、その背景に肯定的な関心をもって聞く」ことです。「聞く」という行為は何も難しいことではなく、いつでもどこでも誰にでもできることです。にもかかわらず、私たちはなぜ、その行為を難しいと感じるのでしょうか。「傾聴が苦手です」と言う人にその苦手の原因を聞くと、次のような答えが返ってきました。

「話を聞いても相手が変わらないと役に立っていない気がしてつらい」
「つらい話を聞き続けると自分が大切にされていない気持ちになる」
「負の感情を吐き捨てるゴミ箱にされている気がする」
「つらい話ばかりではなく、改善したという話も少しはしてもらいたい」

これらは誰もが感じたことのあるものでしょう。ここから見えてくるのは、聞いてほしいという相手よりも、相手を評価したり、相手に変化を求める自分に焦点をあて、「主体が自分になっている」ことではないでしょうか。自分の求めることが叶えられない気持ち。それがつらさにつながってはいないでしょうか。

なぜ誰かに話を聞いてもらいたくなるのか

では、相手に迷惑をかけると理解していながら、それでもなぜ誰かに話を聞いてもらいたくなるのでしょうか。それは、悲しみやつらさと向き合っ

たとき、その感情を味わい尽くさないと次へ進めないからだと思います。

　例を挙げて考えてみましょう。ある女性が、母を亡くしました。彼女は長女だったことから、悲しいにもかかわらず、涙も見せずに気丈に振る舞いました。嘆き悲しむ妹2人を慰め、何も手につかなくなってしまった父親に代わりすべてを取り仕切りました。特に三女は感情的に泣き叫んでいたため、周囲の人はとても心配していました。

　数年後、長女と三女、あなたはどちらの悲しみが深いと思いますか。三女は母が亡くなったそのときに深い悲しみと向き合い、その感情を十分に味わい尽くしました。そして、悲しみは決して消えることはありませんが、徐々にその悲しみとともに生きていこうと気持ちが変化していきました。それに引き換え長女は、何年経っても母を亡くした悲しみと向き合うことができませんでした。自分が悲しんでいてはいけない、私は家族を慰めなくてはいけない、と自分の気持ちを置き去りにしたままでした。長女の母への感情はまだ生々しく、長女の中で母の死はまだ現在進行形でした。

　この二人の違いは何でしょうか。それは、悲しみに向き合い、その感情を十分に味わったか否かだと思います。

たった一人で負の感情に向き合うことは難しい

　人は負の感情に向き合うとき、たった一人では困難を感じます。誰かとともにその気持ちを分かち合い、ともにつらさを感じることが大切です。たとえ負の感情をもったとしても、自分を責める必要はないのだと、あなたはあなたのままでよいのだと寄り添ってくれる人がいたら、それは大きな支えとなるのです。悲しみの底にあっても、あなたはその感情から立ち上がれる力があるのだと信じて側に居続けてくれる人がいたら、どんなにか大きな力となるでしょう。

傾聴とは相手の回復を信じることを表す行動

　傾聴とは、それによって相手が必ず幸せになるのだと、その人自身がもつ力で回復していくのだと、相手を信じていることを表す行動なのだと思

います。それは決して相手の行動を変容するための行為でも、話を聞く側が役に立ったと感じるための行為でもありません。ましてや相手は、聞く側を消耗させたり、傷つけたりしようとはしておらず、誰彼構わず話すわけではありません。この人なら聞いてくれる、この人なら信頼できる、そういう相手にしか本当の気持ちを話すことはないでしょう。

　本音を話すということは相手への信頼が目に見える行為。私はそのように感じ、愚痴を話されることは私への信頼の証だと受け止めています。

Q3 「患者さんや家族の訴えに共感できないことがあります」

A3 「共感できないのは倫理的に許されないからか、自分の価値観との相違によるものなのかを吟味しましょう」

「共感できない！」と憤るとき、戸惑うとき

　「患者さんに着けた人工呼吸器を外してほしいと家族が言っているけれど、そんなことは許されない。殺人になってしまう。とても共感できません」

　「医療費の無駄遣いだから入院している孫の延命処置をしないでほしいと言っている祖母がいます。とても共感できません」

　「女性になりたいと言って隠れて女性ホルモン剤を内服している患者さんがいます。別の病気の治療中にホルモン剤を飲むなんて死の危険と隣り合わせです。とても共感できません」

　病院で、あるいは在宅で、このような患者さんや家族の話に「共感できない！」と憤る、もしくは戸惑うことがあるでしょう。そんなとき、その気持ちはどこからきているのかを振り返ってみましょう。

あなたの「理想」はすべての人に当てはまるものなのか

　その気持ちのほとんどは、自分の「こうあってほしい」「こうあるべき」

という理想とかけ離れていることによって生じてはいないでしょうか。あなたの考える「理想」がすべての人に当てはまるものなのかを再考してみてください。

　一度着けた人工呼吸器を外すという選択はあり得ないことでしょうか。海外では必要な手続きに則って人工呼吸器を外すことは当たり前に行われていますし、現在日本でも徐々に広まってきています。孫の延命処置を中止してほしいという希望はあり得ないことでしょうか。緩和ケアをどう捉えるか、どの時点で治療を中止するかは医師と患者・家族が決めることであり、それを誰かが絶対こうあるべきだと言えることではないはずです。また、病気治療中に自分らしくあるために必要な薬を飲むのはあり得ないことでしょうか。限りある命なのであれば、病気の治療よりも自分らしく生きることを優先する生き方もあり得ます。それはその人が薬剤や治療のメリットとデメリットを十分に考慮して決定することです。

　このように、共感できないという感情は多分に相手の意思よりも自分の理想を優先しているがゆえのものであることが多いようです。共感できないと感じたとき、それが倫理的に許されないことだからなのか、自分の価値観との相違からくるものなのかを吟味することが重要であると思います。

Q4　「患者さんや家族との関係性を築く接し方のコツはありますか？」

A4　「患者さんに何かを伝えるという姿勢ではなく、疑問も、答えも、患者さん自身の中にあり、周囲の人たちとの関係性の中でそれらをみつけていくものだと自覚し、その場に佇むことが大切です」

沈黙を恐れず、関係性が深まっていく機会と捉えて待つ

　沈黙を恐れないことが大切です。私たちは、なんとなく話しづらいこと

を話すとき、タイミングをうかがってはいないでしょうか。相手が話し終わったときや沈黙のあと、「あ、今なら話せるな」と思ったときに話を始めないでしょうか。相手が忙しくしているときや滔々と話しているときには自分の話を引っ込めてしまう、自分の感情には蓋をしてしまうということはないでしょうか。また、会話の中でこれまで気付かなかった気持ちや考えに至ったとき、自分との対話をしてから再度相手に話すという経験をしていないでしょうか。

　患者さんや家族と対話をするとき、こちらが何かを伝えるためにここにいるのではなく、疑問も、答えも、そのすべてが患者さん自身の中にあり、家族やその周囲の人たちとの関係性の中でみつけていくものであると支援者自身が自覚してその場に佇むことが大切です。

　「必ず答えは出てくる」という確信をもって相手を信じてその場にいることを意識するとき、自然と相手に関心をもって聞くという姿勢になると思います。そんなとき、沈黙は数多く訪れます。その沈黙を気まずいものとして捉えるのではなく、関係性が深まっていく機会だと捉えて待つことが大切です。それができたとき、互いの間に絆が育ち、場のダイナミズムが動き出していくように感じます。

Q5 「2024年度診療報酬改定で各医療機関が意思決定支援に関する指針を定めることになりましたが、指針作成の注意点はありますか?」

A5 「入院時だけではなく、退院時の意思決定支援のあり方も指針に盛り込む必要があります」

各医療機関が定める意思決定支援に関する指針

　2024年度診療報酬改定では、「入院料通則」(各種入院料を算定するにあたっての要件) が見直され、「すべての入院医療機関 (小児専門病院などを除く) において、厚生労働省『人生の最終段階における医療・ケアの決定

プロセスに関するガイドライン』等の内容を踏まえ、適切な意思決定支援に関する指針を定める」が加えられました。これらの要件をクリアできない場合は「入院料を取得できない」という、非常に大きな見直しです。

　ただし、小児などの特定の病棟・病床については、患者・保護者等の心理状態などにも配慮し、除外されています。なお、指針作成には一定の時間がかかるため、経過措置[1]も設けられています。療養病棟や地域包括ケア病棟では、すでに指針作成が「義務」となっているため経過措置の対象とはなりません。

　医療機関で意思決定支援を行う際に一番気をつけることは、「その行為が患者さんに侵襲的な影響を及ぼすかどうか」という点です。また、支援をするのだと意気込むあまり、求めていない人にまで支援の押し売りをしてしまわないように、細心の注意を払うことも大切です。意思決定支援を実施するかどうかは本人の意向が大きく関与していること、本人の求めがない限り支援はできないことに支援者一人ひとりが深く腹落ちしていることが何よりも重要です。

意思決定支援のベストタイミングとは

　「意思決定支援」に似た言葉で「アドバンス・ケア・プランニング」（ACP）という言葉があります。これは、変化に備え、将来の医療およびケアについて患者さんを主体にその家族や近しい人、医療・ケアチームが繰り返し話し合い、患者さんの意思決定を支援するプロセスのことです。患者さんの人生観や価値観、希望に沿った将来の医療およびケアを具体化することを目標にしています。

　しかし、入院時は治療が必要な状態であり、本人の身体的負荷も大きいため、家族が本人の意思を推定して決定することが少なくありません。本人も家族も治療、つまり回復を期待して入院を選択しています。そのタイミングで今後起こり得る将来の変化を踏まえて医療・ケアの意思決定を行うということは、極めて難しく、困難を伴う作業です。もちろん、希望しない延命を差し控えてほしいという方は一定数いらっしゃいますが、一方

で、処置や治療を希望する方たちが、ともすると延命はわがまま、社会悪といった短絡的な同調圧力にさらされるプロセスとならないように十分注意しなくてはなりません。

　つまり、意思決定支援をする環境は心理的に安全でなければならないということです。そのためにも、意思決定支援は本人の意志が反映しづらい入院のタイミングではなく、退院のタイミングで実施されるほうがよいと思います。病院側と在宅側、両方の医療者を交えて、患者・家族とともにまさにチームとして人生の最終段階における意思決定を行うことが再入院を防ぐことにもつながるのではないでしょうか。可能なら、退院後にご自宅で行うのが望ましいと思います。

在宅スタッフを交えた退院時の支援が大切

　昨今、退院時にどのような指導がなされているでしょうか。なぜ入院になるほどの体調の変化が起こったのか、環境の問題なのか、身体の変化なのか、もしくは精神的な影響が関係しているのか。原因を追究し、退院後、起こり得る身体や精神の変化について話し合う時間をつくることが重要です。この話し合いは、人生の最終段階にさしかかっている方々であれば、医療者はバッドニュースを伝えることは避けられないでしょう。そのためか、できればこういった場を避けたいと考える医療者も多いように思います。しかし、退院時に在宅スタッフと話し合い、望まない再入院をしないために何ができるのか、ゼロベースであらゆる選択肢を挙げて、検討していくことがとても大切です。それによって、終の療養場所の選択が見えてくることでしょう。

　今回の診療報酬改定をきっかけに指針について話し合うことで、よりよい意思決定支援のためには入院時よりも退院時の検討が重要である、という議論につながっていくことを期待したいと思います。

事例検討会を活用する

　現在、意思決定支援を教育するスタンダードな方法論は確立されていません。そもそも、意思決定支援はプロセスであることから、教科書的な方法論を学ぶというよりは事例をもとにじっくりと考える機会をつくることが効果的です。

　そのために最もよい方法は事例検討会だと思います。実際の現場で困った事例、もやもやとした事例を意思決定支援という視点から振り返ってみるのです。意思決定支援は医療のどの場面にも求められます。治療選択のとき、検査をするかどうかを選択するとき、療養場所を選択するとき、ほかにもバイタルサインを測るか否か、新型コロナが流行してからはどの場面でマスクを外すか、家族との面会をどうするのかなど、毎日たくさんの選択が存在しています。

　意思決定に関わるどんな場面でもよいので、もやもやしたこと、うまくいかなかった、もしくはとてもうまくいったと思う場面を取りあげて事例検討をしてはいかがでしょうか。この場面も意思決定だったのかという気付きもあるでしょうし、そんな選択肢があったのかという気付きもあると思います。

　そして可能であれば、患者体験者や遺族の方にもそのカンファレンスに参加してもらうとよいでしょう。それが難しければ体験者ではなく、一般の市民でもよいと思います。また、病院内の看護助手や事務スタッフなど、直接的な医療提供者ではない人に加わってもらうことも有益だと思います。その人たちの立場で感じたことをフィードバックしてもらうことは

大きな財産になります。

医療関係者ではない人たちに参加してもらうメリット

　例えば事例検討会で、緩和ケア病棟入院中の患者さんが急な体調悪化となり、夜中に家族へ電話連絡してすぐに病院へ来てほしいと伝えた場面を取り上げるとします。看護師は「血圧が測れないほど体調が悪くなっています。すぐに病院へ来てください」と家族へ連絡したところ、家族からは「夜中は電車が動いていないので、今すぐに病院には行けない。明日の朝、始発でうかがいます」と返事があったそうです。看護師は、「明日の朝にはもう亡くなっているかもしれないのにすぐに駆けつけてくれない理由は何なのか？　なぜそのような決定をしたのか？」と大変もやもやしたと言いました。

　さて、皆さんであれば家族がなぜそのような返事をしたと思いますか。親子仲がよくなかったから？　仕事で疲れきっていてどうしても休みたかったから？　死ぬのを見るのか怖かったから？　これまで何度も同じように呼び出されたが、亡くならずに帰宅することが繰り返されていたため、今回も大丈夫だろうと思ったから？　などさまざまな理由が考えられます。

　もしここに医療関係者ではない人が参加していたら、次のような答えが返ってくるかもしれません。

・看護師さんが「血圧が測れないほど体調が悪くなっています。すぐに病院へ来てください」と言っていたが、「血圧が測れない」の意味がわからない
・自分たちが病院へ行くと何か体調に変化が出るのか。行っても何もできないのであればすぐに行かなくてもよいと思ったのではないか
・子どもの立場としたら、具合が悪いところで親に会いに行ったら安心してすぐに逝ってしまうかもしれない。少しでも長く生きていてほしいから会いに行かないほうがよいと考えるのではないか
・家に小さな子どもがいて夫が出張中だったり、一人親だったりしたら、

夜中に子どもを起こして自分一人で子どもを病院へ連れて行くことはできないのではないか

　このように、医療者だけでは思いもつかないような、患者さんや家族が普段、医療者には伝えないような本音が見えてくると思いませんか。患者・家族の本音を知る機会をつくる教育ができたら素敵だと思います。

Q7 「訪問看護での意思決定支援のポイントはありますか？」

A7 「"一度で決めない、一人で決めない"。訪問看護は理想的な意思決定支援が実施できる場だと思います」

「こうしたい！」という本人の思いの実現に伴走する

　訪問看護では、患者さんのご自宅に伺ってじっくり話して、信頼関係を構築して、その人の価値観を知ることができます。意思決定支援を行う絶好のポジションにあると思います。意思決定支援は、その人の価値観を大切にし、決定へのプロセスをともに歩んでいくものです。自宅を訪問すると、その人との会話以上の多くの価値観を知ることができます。家に置かれているもの、掃除の仕方、家のルールなど、語らなくてもたくさんの情報が家の中には散りばめられています。そして、訪問看護では意思決定支援において「一度で決めない、一人で決めない」というプロセスを踏むことが容易です。何度もご自宅へ訪問する中で、意識的に家族を巻き込みながら、大事な意思決定を何度も言葉にし、家族とともに再検討する。そんな理想的な意思決定支援が実施できる場が訪問看護だと思います。

　ただ一方で、在宅療養には家族の支援が欠かせないことから、家族の意志が強い場合、患者さん本人の意志がないがしろにされる危険性があります。支援者はその可能性があることを忘れずに、常に患者さんの代弁者と

して本人の意志を尊重することが大切です。意思決定支援のポイントは、患者さん本人の「こうしたい！」を大切にすることです。それを実現するためにはどうしたらよいのかを本人に口にしてもらい、本人自身が決めていく。訪問看護師は、そのプロセスに伴走するのです。

ことばの解説 ……………………………………………………………………………………

●1 　経過措置　2024 年 3 月 31 日において入院基本料・特定入院料に係る届け出を行っている病棟・病床は、2025 年 5 月 31 日までの間に限り基準を満たしているものとする

高齢者が動物と暮らしたいと思う理由

　私は、3年前にトイプードル（小型犬）を飼い始め、室内で飼育しています。

　ペットフード協会によれば、新型コロナウイルス感染症（COVID-19）の拡大に伴ってペットを飼い始めた人が多くなった[1]ようですが、この例にもれず、私もコロナ禍で外出が減り、平日の昼食も自宅でとるなど在宅時間が増えたこともあって、いつかは飼いたいと思っていた犬を飼うことになりました。そして、実際に子犬に出会ってしまったが最後、その愛らしい様子に家族全員が一目ぼれし、家に迎えることになったのです。

がんを患うUさん（70代）と柴犬

　犬の散歩をしていると、知らない人に声をかけられて話す機会があります。高齢の方々から、「自分も以前は動物を飼っていたけれど、死んでしまったので寂しくて……。今も飼いたいのだけれど、年をとって飼えなくなってしまったのが残念」という声をよく聞きます。そういえば、保護犬は飼い主に年齢制限があると聞いたことがあります。

　以前、訪問看護で伺っていたUさんは独身男性で70代。がんとわかる数年前からマンションで柴犬を飼っていました。どうしても犬を飼いたいという気持ちがあり、実際に飼いはじめたものの、自身に病気が見つかってしまいました。私たちが訪問に行った際には、犬の今後をとても心配されていて、「行き先が見つからないと入院できない」と預かり先を一生懸命探していましたが、なかなか見つかりません。Uさんは日に日に体力が低下して犬の散歩が難しくなり、ご近所の方が毎日ボランティアで散歩をしてくれていました。

　いよいよ犬の食事の準備も難しくなり、Uさんの入院の日も近づいてきました。関わっていた在宅関係者で犬の預け先を探し、ついに訪問診療をしていた医師が引き取り先を見つけました。

　入院の日、柴犬はUさんに寄り付こうとはしませんでした。まるで「さよなら」を言いたくないかのように、お別れをしようとするUさんから逃げ回っている姿を見て、とても切ない気持ちになったことを思い出します。

人間を支える「存在の 3 つの柱」

　こうした経験もあり、私は高齢で引き取り先のあてがない方がペットを飼うことには反対でした。飼いたいという気持ちはわかるけれど、生命への責任を考えると難しいことであると思っていました。しかし、自分でペットを飼うようになった今、あのときの U さんがなぜどうしても柴犬を飼いたかったのか、その気持ちが少しわかった気がします。

　「存在の 3 つの柱」という村田理論[2]をご存じでしょうか。村田理論とは、対人援助などを専門とする村田久行氏（京都ノートルダム女子大学名誉教授）がスピリチュアルケアの概念を理論化したものです。その中で村田氏は、スピリチュアルペインを「自己の存在と意味の消滅から生じる苦痛」と定義し、人は困難や苦しみの中であったとしても次の 3 つの力（存在）によって支えられるとしています。

1. 時間の力（時間存在）
2. 関係の力（関係存在）
3. 自律の力（自律存在）

　さらに、村田氏よりスピリチュアルケアの実際を学んだ医師・小澤竹俊氏（めぐみ在宅クリニック［神奈川県横浜市］院長／エンドオブライフ・ケア協会代表理事）は、村田理論を「3 つの柱に支えられた平面モデル」を用いて解説しています[3]。

　例えば、不治の病にかかり残された時間がわずかとなったとき、人は将来の目標だけではなく今を生きる理由を失います。それは、3 つの柱のうちの時間存在の柱が折れ、水平であった平面が傾いてしまい、スピリチュアルな苦しみが生じた状態なのです（図）。

　さらに村田理論では、1 つの存在が弱まってもそれぞれの存在の再構築に加え、支えとなるほかの存在を強めることでスピリチュアルな苦しみをもつ人を安定させる可能性を示しています。具体的には、時間存在の柱を失ったときは、残っている関係存在や自律存在の柱を太くすることで傾いた平面を水平に回復させることができます。また、時間存在の柱が再構築

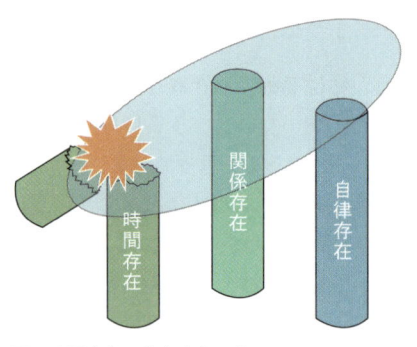

図　時間存在の柱を失うとき
（小澤竹俊．緩和医療学講座 ABC　スピリチュアルケア．
緩和医療学 7(4): 418, 2005.）

されたとき、平面は再び水平に安定すると説いています。

「関係存在」と「自律存在」の柱を太くするには

　では、関係存在と自律存在の柱を太くするためにできることとはなんでしょうか。

　関係存在の柱を太くするためには、苦しんでいる当事者と関わりをもって、その人との関係を密にします。自律存在の柱を太くするためには、「自分で決めること（自律）」を尊重し、その環境を整備します。

　訪問看護師としてＵさんに関わっていたとき、私は関係存在の柱を太くし、自律を支援する看護師でありたいと思っていました。もちろんＵさんにとって関係存在は、在宅医療の関係者だけではなく、ご近所の方であったり、友人であったりしたはずです。そして、家族のいないＵさんにとって柴犬は、Ｕさんの大事な家族であり重要な関係存在を構築する相手であったのです。

　その柴犬とは、自分を必要とする存在、自分がケアをしてあげる存在としての関係を築いていたのだと思います。自分自身がケアされる対象であったとしても、自分が誰かをケアすること・愛することはスピリチュアルペインを癒やすことそのものであり、その対象としてＵさんは柴犬を必要と

していたのだと、今はとても理解できます。

愛することで感じる幸せ

　私自身ペットを飼って感じたことは、愛する対象が一つ増えたということです。この感覚は、私自身が子どもを出産したときに感じた心情と非常に似ていました。そして、愛する対象が増えるということは、責任の重さを感じる以上に心が豊かに幸せになるという、当たり前のことを思い出しました。

　人は愛されることで幸せを感じる生き物ですが、愛する相手がいる、そしてその愛情を受け入れてくれる相手がいるというそれだけでも、愛されるのと同じ、もしかしたらそれ以上に幸せを感じるということを改めて実感しました。

　高齢者がペットを飼うことの是非は議論のあるところだと思いますが、今の私は以前よりも愛情を受ける相手・送る相手として、望めば動物との暮らしが選択できる社会になったら素敵だなと思います。

引用・参考文献
1) ペットフード協会. 2020 年（令和 2 年）全国犬猫飼育実態調査結果. 2020.
   https://petfood.or.jp/topics/img/201223.pdf
2) 村田久行. 終末期がん患者のスピリチュアルペインとそのケア〜アセスメントとケアのための概念的枠組みの構築. 緩和医療学 5(2): 157-65, 2003.
3) 小澤竹俊. 緩和医療学講座ABC　スピリチュアルケア. 緩和医療学 7(4): 415-20, 2005.

おわりに

「意思決定支援は難しい」と言われるのはなぜ？

意思決定支援について話すと、「意思決定支援は難しい」と必ず言われます。それはなぜなのでしょうか。「忙しいから話を聞く時間がない」「責任がもてない」「間違ったことを言ってはいけない」「患者さんの訴えに共感できない」など、理由はさまざま。私自身とても難しいと思っています。

患者さんは十人十色です。私は病院の外で意思決定支援をするようになってから、院内では知ることのなかった患者さんや家族の本音を聞いて驚いたり、戸惑ったりすることが数多くありました。でも、一方で「なぜ、この人はこういう考えに至ったのだろう」と紐解いていく過程はとても魅力的でした。さまざまなパーツをつなぎ合わせて結果が出たとき、納得の答えに結びつく。最初は想像もしなかったような解決方法が見出されることもあれば、予想していたとおりの答えに辿り着くこともあります。いずれにせよ、一つとして同じものはない、それぞれの物語があります。

人は生きていく中で毎日小さな決断をし続けています。どんな服を着るのか、何を食べるのかなど、その決断の繰り返しが人生を決めていきます。そして、人が大きな決断をするとき、そこには「間違えたくない」「後悔したくない」という怖さや不安が付きまといます。そんなとき、誰かと一緒に相談しながら決めたい人もいれば、一人で決めたい人もいます。すぐに決断できる人もいれば、一度決断しても「これでよかったのだ」という感情が追い付いてくるまでにたくさんの時間を要する人もいます。

決断をする主体は、支援をしている私ではなく、あくまでも患者さん「本人」なのです。それを決して忘れてはいけないと思います。これを忘れてしまったとき、「責任がもてない」「間違ったことを言ってはいけない」という気持ちになるのだと思います。確かに、不正確な医療情報や間違った情報を伝えることはいけないことです。しかし、患者さんの意思決定や感情に寄り添うとき、なぜ決められないかを一緒に考えるとき、あくまで

決断は本人が行うものということを忘れなければ、いたずらにそのような不安を抱かなくなることを知っていただきたいと思います。

「決める」ことが何よりも大切なときがある

そして、その人の人生にとって、「決める」ことが何よりも大切なときがあります。食事よりも、保清よりも、睡眠よりも決めることが優先されるときがあるのです。例えば、決めることの支援と入浴介助、この人にとって、今、どちらが大切か。それは患者さん本人に決めてもらえばよいのです。今後について一緒に考えてもらうことのほうが大切、という決断をする人も多くいるでしょう。優先順位は患者さんが決めることです。そうすれば、看護師の「入浴もして、話も聞いてなんて忙しくてできない！」という悩みは解消されるでしょう。

また、患者さんの訴えに共感できないのはなぜなのでしょうか。そこに「自分だったらこうする」という思いがあるのではないでしょうか。病院の方針には従わなくてはいけない。もしそう思っていたら、主治医の意見とは違う意見を述べる患者さんに共感できないかもしれません。しかし、患者さんの人生であり決断するのは本人であることを忘れないことが大切です。

患者さんはあなたとは違う考えをもっています。それは理解できなくても尊重され得るもののはずです。そうした認識のうえで、では、なぜこの患者さんは自分とは違う意見をもち、別の決断に至ったかを共有することで他者理解が進み、自分自身も納得できるかもしれません。もしそこに倫理上の問題がある場合は、その点を患者さんと話し合いましょう。この決断は誰の納得に基づくものか、という点を忘れないことです。

決定には、正しい答えなどない

ここ数年、私は人生で大きな決断をしなくてはいけない状況に陥りました。その中で、頭でわかっていたにもかかわらず、実感としてわかっていなかったと思うことがありました。それは、「決定には痛みを伴う」という

ことでした。その決定はどちらをとっても痛みと後悔を伴います。決めたと思っていたのにやっぱり決められない、と行ったり来たりを繰り返す。片方を選んでも、もう片方への未練がよみがえるのです。葛藤を繰り返す中で、自然に答えが出てくるのを待つ。その時間の苦痛——。その苦痛をもちながら生きていくことを支えてくれたのは、私の感情に寄り添い、課題をともに考え、答えが出るまで待ち続けてくれる人たちの存在でした。

　決定には、正しい答えなどないのだと思います。そのとき、その人との間で徐々につくり上げられていくもの。支援をする私たちは、そのプロセスの通過点の一つなのだと思うのです。「いつでも側にいて、いつでも支える姿勢でいること」が支援そのものです。自分を支援の相手に選んでくれた患者さんに感謝しながら、全集中で患者さんの気持ちを聞き、ともに考える。それができれば意思決定支援は決して難しいものではなく、とても充実した看護行為であると実感できるでしょう。

　ただし、私たち専門職はそれだけではいけないと思います。側にいるだけでなく、その人がもっている課題を一緒に抽出し、テーブルの上に置いて、話し合って次の一手を考えていく。そこまでやることがとても大事だと思っています。

　最後に、出版にあたって、楽患ねっとにかかわってくださった患者体験者、ご遺族の皆さまに感謝いたします。病院の中にいるだけでは見えなかったものに気づかせてもらいました。そして、意思決定支援とは何かをともに考え、ゼロから形にした楽患ねっとのメンバーに感謝いたします。ひたむきに努力できたのは、このメンバーのお陰です。編集者の石川奈々子さんと画家の吉田恵子さんにも大変お世話になりました。私の夢だった書籍を出版する機会が訪れたなら、必ずこのお二人に関わってほしいという願いが叶いました。あとはこの書籍が、必要としてくれているたくさんの方の手に渡ることを祈りながら、世の中へと送り出したいと思います。

2024年10月

岩本 ゆり

著者プロフィール

岩本 ゆり（いわもと ゆり）

医療法人社団悠翔会 看護事業部長
悠翔会訪問看護ステーション東京
NPO法人楽患ねっと 副理事長
医療コーディネーター

1994年東京医科大学看護専門学校、1995年三楽病院附属助産婦学院卒業。東京医科大学病院、東京大学附属病院勤務の後、2002年NPO法人楽患ねっとを設立し副理事長に就任。2003年医療コーディネーター開業。2007年楽患ナース株式会社取締役、2010年楽患ナース訪問看護ステーション所長、2024年5月より現職。共著に『あなたの家にかえろう』（「おかえりなさい」プロジェクト）、『患者中心の意思決定支援：納得して決めるためのケア』（中央法規出版）、『在宅医療 多職種連携ハンドブック』（法研）、『多職種の思考でとらえる臨床実践集―ER・ICU・病棟・在宅 36の場面とチームアプローチ』（ヴェクソンインターナショナル）などがある。

イラスト ● 吉田 恵子
編集協力 ● 向山 恵美子
デザイン・DTP ● 編集工房ななな
企画・編集 ● 石川 奈々子

初出 ● 本書は、2020年10月〜2023年9月に日経メディカル Aナーシングに連載した「楽患ナース岩本ゆりの『やってみよう！意思決定支援』」の内容に加筆・修正したものです。

"真の課題"を抽出し解決する　意思決定支援のプロセス

2024年10月20日　第1版第1刷発行

著　者 ● 岩本 ゆり

発行者 ● 兼久 隆史

発行所 ● ヴェクソンインターナショナル株式会社

〒 101-0054 東京都千代田区神田錦町 3-15 NTF 竹橋ビル 8 階

TEL 03-6272-8408　FAX 03-6272-8409

https://www.vexon-intnl.com/

印刷所 ● 株式会社真興社